Psychischer und sozialer Stress

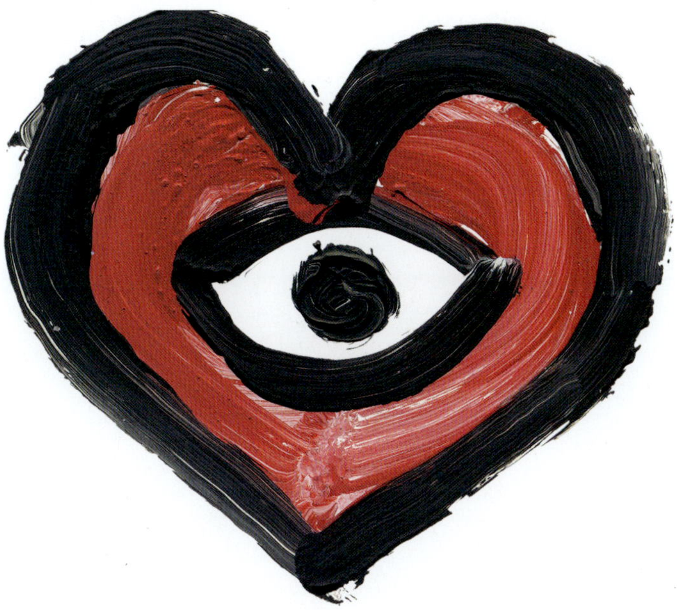

Herausgegeben von der
Deutschen Herzstiftung

Impressum

Psychischer und sozialer Stress
November 2016

Auflage 50 000
ISBN 978-3-9817032-4-5

Herausgeber
Deutsche Herzstiftung e. V.
Bockenheimer Landstraße 94–96
60323 Frankfurt am Main
Telefon 069 955128-0
Fax 069 955128-313
www.herzstiftung.de
info@herzstiftung.de

Redaktion
Dr. Irene Oswalt
Renate Horst
Prof. Dr. med. Thomas Meinertz

Redaktionsassistenz
Dr. Renate Hüsken

Gestaltung
www.neufferdesign.de

Produktionsleitung
Renate Horst

Druck
Druckmedien Speyer GmbH, Speyer

Bildnachweis
Logo: Celestino Piatti
Umschlag: Jan Neuffer

S. 4–5, 12, 15, 18, 22–23, 24: Jan Neuffer
S. 6–7, 16–17, 26–27: fotolia.com
S. 8–9: Jan Sobottka (mit freundlicher Genehmigung der Schule für Tai Chi Chuan und Qi Gong Pia Bitsch, Berlin)
S. 20: Thomas Münzel
S. 21: T. Münzel, European heart journal 2014, 35(13)
S. 28–29: Luftbild Hans Blossey

Inhalt

Stress

Interview mit Prof. Dr. med. Karl-Heinz Ladwig, Professor für Psychosomatische Medizin und Medizinische Psychologie am Klinikum rechts der Isar der Technischen Universität München und dem Institut für Epidemiologie II des Helmholtz Zentrums für Gesundheit und Umwelt in München

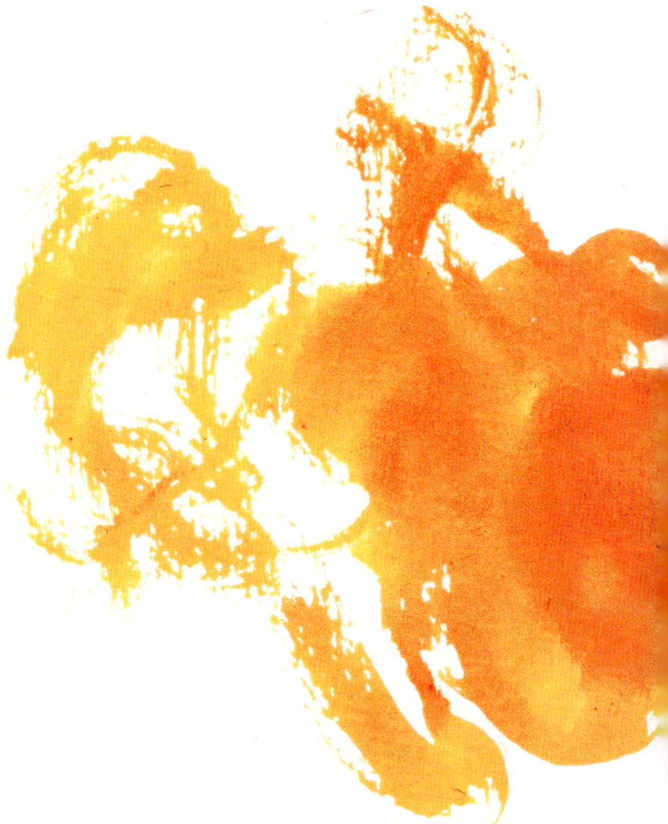

Heutzutage reden fast alle von Stress: Stress bei der Arbeit, Stress in der Familie, Stress auf der Autobahn, Stress durch einen verlegten Schlüssel, durch einen verspäteten Zug oder gar durch schlechtes Wetter.
Was bedeutet das für unser Leben? Wie wirkt Stress? Wann ist er harmlos? Wann gefährlich? Wie sollen wir mit Stress umgehen?

■ Zunächst: Das Wort Stress kommt ursprünglich aus der Ingenieurswissenschaft und bezeichnet Druck auf ein Material.
Zum ersten Mal hat 1936 der Psychologe Hans Selye *Stress* übertragen auf das Verhältnis von Mensch und Umwelt. Stress ist die Anpassungsreaktion des Körpers auf die Kräfte, die aus seiner Umwelt auf ihn einwirken. Die Umweltreize, die den Stress auslösen, werden in der Fachsprache *Stressoren* genannt.
Stress ist an sich weder positiv noch negativ zu bewerten. Wir brauchen Stress, um die Anforderungen, die an uns gestellt werden, zu bewältigen. Anspannung, also Stress, gehört zum Leben. Aber der Anspannung muss Entspannung folgen. Unsere Seele und unser Körper sind angewiesen auf das Pendeln zwischen Spannung und Entspannung. Das ist der Grundrhythmus, der unser Leben organisiert.

Warum sind wir manchmal unter Stress leistungsfähiger?

■ Stress mobilisiert unsere Energie: Das autonome Nervensystem wird auf Hochtouren gebracht. Die Aufmerksamkeit wird geschärft, das Herz schlägt schneller, der Blutdruck steigt. Es wird mehr Insulin ausgeschüttet.
Ein berühmtes Beispiel aus der grauen Vorgeschichte der Menschheit: Der Jäger, der plötzlich vor einem großen, gefährlichen Tier steht. Die Stressreaktion setzt ihn in Stand, schneller zu fliehen oder in Anspannung aller Kräfte sich dem Kampf zu stellen und das Tier zu erlegen.

Aber heute?

■ Wenn heute ein Arbeitnehmer von seinem Chef schlecht behandelt wird, kann er nicht fliehen, er kann auch nicht den Kampf mit ihm aufnehmen. Angesichts der heutigen

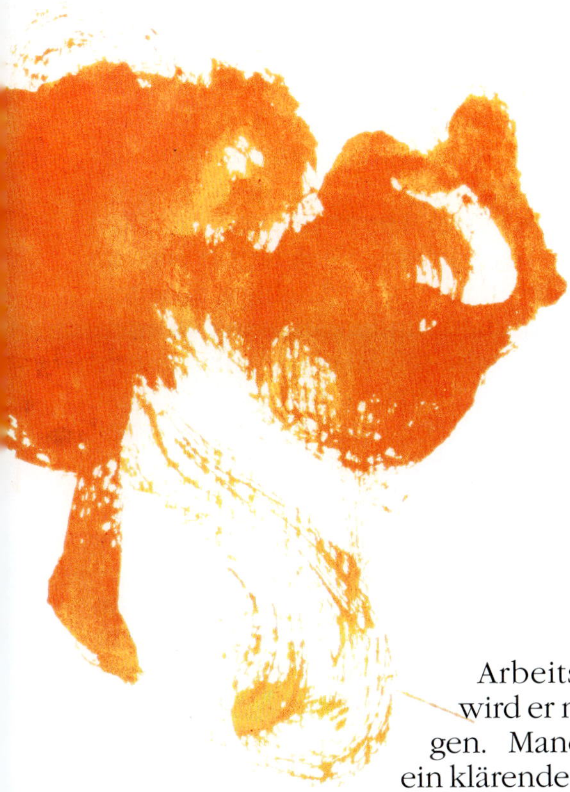

Arbeitsmarktlage wird er nicht kündigen. Manchmal hilft ein klärendes Gespräch. Wenn nicht, wird er immer weiter und weiter in eine Zwangssituation hineinmanövriert, erlebt eine Kränkung nach der anderen, die er wegstecken muss. Es entsteht eine nicht nachlassende Spannung, die ihn auch nach Hause begleitet: Dauerstress.
Dauerstress entsteht z.B. auch, wenn man ständig unter Termindruck arbeitet oder wenn eine Frau arbeitet und zugleich Kinder und Haushalt versorgen muss. Das Auspendeln von Spannung und Entspannung, das für unser Leben so notwendig ist, funktioniert nicht mehr.

Welche Folgen hat das für die Gesundheit?

- Dauerstress kann einen Bluthochdruck verursachen. Die hohe Insulinausschüttung kann zu Insulinresistenz und damit zu Diabetes führen. Zudem verengt Dauerstress die Wahrnehmung, sodass wir über die stressauslösende Situation nicht mehr hinaussehen können.
  Wenn die Anspannung nicht nachlässt, kommt es zu Schlafstörungen – ein deutliches Zeichen, dass wir in unserem Leben etwas ändern müssen. Dauerstress führt zu Erschöpfung und zu Immunschwäche. Unter Dauerstress sind wir für Infektionen und andere Krankheiten anfälliger, selbst kleine Wunden heilen langsamer.

Das heißt: Dauerstress – ein Stress, dem keine Entspannung folgt – schwächt uns und macht uns krank.

- So ist es – und das umso mehr, als man durch Dauerstress leicht in Verhaltensweisen hineinschlittert, die die Gesundheit ruinieren. Man greift zur Zigarette, man isst sich aus Frust Übergewicht an, man trinkt zu viel Alkohol. Das alles trägt dazu bei, dass Stress heute als bedeutsamer Risikofaktor für Herzinfarkt und Schlaganfall angesehen wird.

Aber Stress ist nicht gleich Stress. Jeder reagiert anders auf belastende Situationen.

- In der Tat – bei dem Gefühl, unter Stress zu stehen, spielt die subjektive Bewertung eine große Rolle. Zum Beispiel: Eine wichtige Arbeit unter Zeitdruck zu Ende zu bringen, ist für den einen eine Herausforderung, die Spaß macht *(Eustress)*, für den anderen eine üble Angelegenheit *(Dysstress)*. Manche sind von Haus aus weniger widerstandsfähig oder haben schlechte Erfahrungen gemacht. Da kommt die ganze Lebensgeschichte hinein, vor allem die frühkindlichen Erfahrungen, von denen so viel abhängt, was wir ins Leben mitbringen.

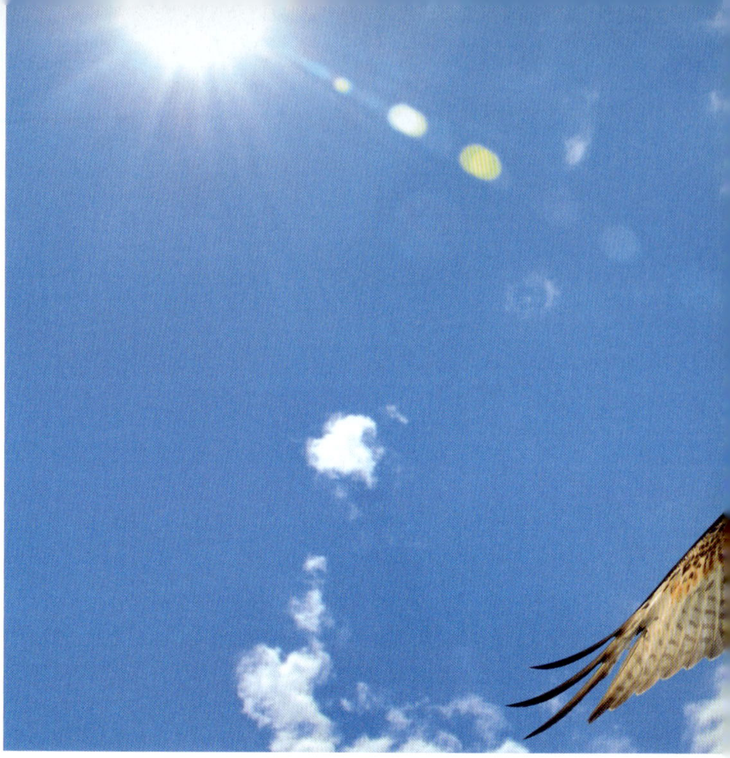

Schon der ganz gewöhnliche Alltag stresst viele Menschen. „Was für ein Stress!" hört man bei jeder Gelegenheit: Wenn man im Stau steht, wenn man auf den Zug wartet, wenn der Service der Telekom nicht zu erreichen ist, wenn man im Supermarkt an der Kasse in der Schlange steht oder das Wetter anders ist als erhofft.

■ Ja, das greift immer mehr um sich, alles Mögliche ist Stress, sodass man manchmal sagen möchte: „Du meine Güte!" Trotzdem: Dieser Alltagsstress strengt an.

Wie kann man davon loskommen?

■ Nehmen wir eine typische Situation: Man hat einen Termin, steht im Stau, es geht nur fünfminutenweise ein paar Meter voran, sodass man schier aus der Haut fahren möchte. Wie wird man damit fertig?
Man kann die negativen Folgen einer solchen Situation minimieren, wenn man sie von außen betrachtet und genau hinschaut. Dann kommt man zu folgendem Ergebnis: *Der Stau ist ein Fakt. Ich kann ihn nicht ändern. Was rege ich mich zusätzlich auf? Damit vergrößere ich den Schaden, es ist schlimm genug, dass ich hier stehe. Es wird noch schlimmer, wenn ich Kraft und Nerven verschleiße.*
Hier ist Distanz vonnöten: Zur stressauslösenden Situation auf Abstand gehen, sie sozusagen aus der Vogelperspektive betrachten und überdenken. Dadurch kommt man zu Gelassenheit in Alltagssituationen, die Stress auslösen.

Allerdings gibt es nicht nur Menschen, die alles, was im Alltag schiefgeht, als Stress empfinden. Es gibt auch das Gegenteil: Menschen, die ständig unter Strom stehen, aber das nicht wahrnehmen.

■ Das sind Menschen, die im Arbeitsleben nicht loslassen können. Sie gehen in ihrer Arbeit völlig auf. Sobald sie etwas erreicht haben, sind sie beim nächsten Ziel und können sich noch nicht einmal über das Erreichte freuen.
Das habe ich bei Herzpatienten in allen Schichten beobachtet. Gleich, ob sie im Overall oder in Anzug und Schlips arbeiten, solche Menschen finden es ganz normal, nach einer Woche mit 50 bis 60 Arbeitsstunden am Sonntagmorgen noch eine Festrede zu halten. Den Unterschied zwischen Arbeit und Freizeit gibt es nicht mehr. Das Pendeln von Anspannung und Entspannung, das wir für ein geglücktes Leben brauchen, ist ausgehebelt.
Auf Dauer geht das nicht gut. Dass der Körper das nicht mehr mitmacht, zeigt sich zuerst durch Schlafstörungen: Man schläft schlechter, schläft unruhig und wacht früh auf.

Was kann man da machen?

■ In dieser Situation wäre es wichtig, innere Distanz zu schaffen, nachzudenken und sich zu fragen: „Ist es wirklich notwendig, was ich tue, oder tue ich es nur, um meinen rastlosen Ehrgeiz zu befriedigen?" Ganz entscheidend ist die Frage: „Ist das wirklich das Leben, das ich will?"
Wenn die Antwort *nein* ist, dann muss man sich fragen: „Was kann ich selbst daran ändern?"
Nur: Solche Fragen zu stellen, schafft man meist nicht, weil man zu sehr in sich selbst verstrickt ist. Dazu benötigt man Hilfe.

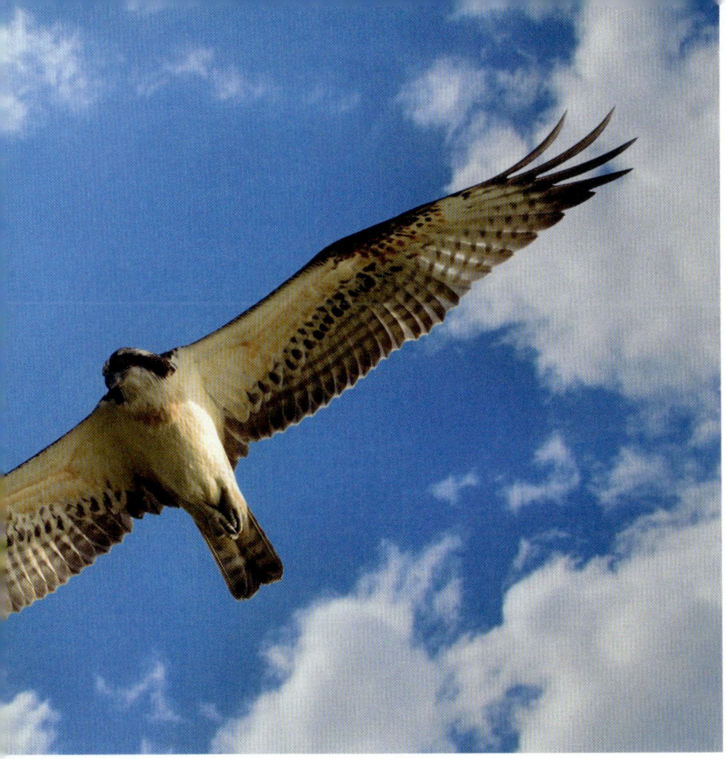

Sie meinen professionelle Hilfe, Hilfe durch Psychotherapie?

■ Nein, ich meine private Hilfe von Freunden, Partner, Familie, die einen auf die chronische Überforderung aufmerksam machen.
Auch Unterforderung kann zu Dauerstress führen, z. B. durch einen monotonen Arbeitsplatz oder ein Rentnerdasein, das als leer empfunden wird.
Soziale Unterstützung ist in diesen Situationen lebensnotwendig. Zum Beispiel auch bei Arbeitslosigkeit, die oft einfach nur hingenommen wird.
Natürlich kann man solche Belastungen nicht wegpsychologisieren. Aber es hilft schon, wenn man sich ausspricht, die eigene Situation klarer sieht und sich fragt: „Was kann ich ändern?"
Im offenen Gespräch mit anderen kann man am ehesten neue Perspektiven finden. Zum Beispiel einen Quereinstieg in einen anderen Beruf, einen Ortswechsel oder auch Engagement in einem Ehrenamt, wie es die Deutsche Herzstiftung und andere gemeinnützige Organisationen bieten. Das bringt Spannung und Sinn in den Alltag.

Soziale Unterstützung kommt von Freunden, Partner und Familie. Aber die Familie kann selbst ein Ort schwerer Spannungen sein, nur dass man diesen Stress in der Regel erträgt.

■ Gerade das ist falsch. Verdeckte Spannungen, über die man nicht spricht, Probleme, die unter den Teppich gekehrt werden, vergiften das Leben. Selbst, wenn die Probleme gar nicht so groß und eher banal sind, wenn man sie nicht zur Sprache bringt, werden sie immer mehr zur Belastung. Auch hier ist es wichtig, zu Selbsterkenntnis zu kommen. Stellen Sie sich vor, Sie wären bei Ihrem Arzt und der fragt Sie: „Was für Belastungen haben Sie in der Familie?" Wenn Sie darauf ehrlich antworten, ist das schon ein Riesenfortschritt.
In vielen Fällen wird man, wenn man genau hinsieht, feststellen, dass man etwas ändern muss, z. B. die Arbeitsteilung in der Familie. Frauen sind da oft viel mutiger als Männer. Wenn überhaupt in der Familie über ein unterschwelliges Problem gesprochen wird, dann wird es meist von der Frau zum Thema gemacht. Männer neigen eher dazu, Konflikte mit sich selbst auszumachen und dadurch einsam zu werden. Es gehört ziemlich viel Mut dazu, sich über eine Situation klar zu werden und zu versuchen, sie zu ändern.

Einfach ist das nicht.

■ Man muss sehen, ob man das allein schafft oder Hilfe von außen braucht. Zum Beispiel eine Paartherapie, die dann angezeigt ist, wenn eine Beziehung Spitze auf Knopf steht, also hochgefährdet ist, aber beide an der Beziehung festhalten wollen. Oder Familientherapie, die von Kirchen und vielen Institutionen angeboten wird.
Wenn die Spannungen unausgesprochen bleiben, dann ist die Familie kein soziales Rückgrat mehr. Sie bringt neuen Stress, so dass man sich eher zurückziehen wird. Entspannung in der Familie ist nur möglich, wenn es Freude macht, mit den Menschen zu sprechen, mit denen man zusammen ist.

Auch wenn man ernsthaft versucht, eine Stresssituation in der Familie und im Beruf zu ändern, es wird oft nicht gelingen. Was dann?

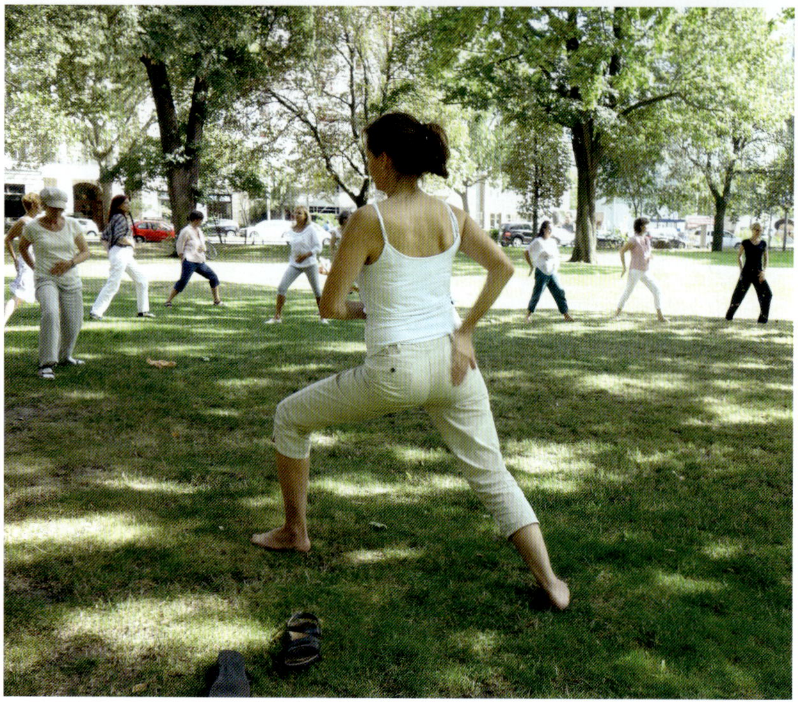

■ Auch dann ist man dem Stress nicht hilflos ausgesetzt. Es gibt Stresstherapien: Eine besonders gute ist *Bewegung.* Mit intensiver Bewegung kann man Stress von sich abschütteln. Bewegung ist auch ein ausgezeichnetes Schlafmittel. Bewegung wirkt gegen die Schäden, die Dauerstress in unserem Körper anrichtet: Bluthochdruck, Übergewicht, Diabetes.
Empfohlen wird möglichst fünfmal die Woche eine halbe Stunde Ausdauertraining (Laufen, Joggen, Schwimmen, Tanzen, Tennisspielen etc.). Wettkampf- und Mannschaftssport machen besonders viel Spaß. Auch wenn der Tag vollgepackt ist, lohnt es sich, sich dafür Zeit zu nehmen, auch wenn es nur ein schneller Abendspaziergang um die vier Ecken ist.
Für Herzkranke gilt die Einschränkung, dass ihr Kardiologe festlegen muss, wie sehr sie sich belasten dürfen. Aber gerade für sie ist Bewegung besonders wichtig.

Und Entspannungstechniken?

■ Auch die sind hilfreich, um wieder in Takt zu kommen. Zum Beispiel *Progressive Muskelentspannung nach Jacobson,* bei der nacheinander verschiedene Muskelpartien in den Armen, im Gesicht, im Bauch, in den Füßen angespannt und entspannt werden. Das ist modellhaft für eine richtige Lebensführung.

Welche Entspannungstechniken empfehlen Sie sonst noch? Autogenes Training? Yoga? Qigong?

■ Ich würde niemandem eine Methode vorschreiben wollen oder sagen, das eine ist gut oder weniger gut. Wenn eine Methode zur Entspannung führt, ist sie gut. Wenn nicht, dann sollte man eine andere probieren.

Bei all diesen Techniken muss man sich konzentrieren auf den Atem, auf den eigenen Körper und das führt weg von den Problemen, die den Stress auslösen. Damit bin ich bei einer wichtigen Antistressstrategie: der eigene Gegenentwurf, die frei gewählte Herausforderung.

Was meinen Sie damit?

■ Ein Gegenentwurf sind alle selbst gewählten Aktivitäten, die zu uns passen, die uns anregen, packen und den Dauerstress vergessen lassen. Zum Beispiel, wenn man einem Ball nachjagt, wird man das Mobbing im Büro oder die Schulschwierigkeiten der Kinder vergessen. Packend ist Musizieren, im Chor singen, aber auch mit anderen in Konzerte, Filme, ins Theater gehen und darüber diskutieren. Packend ist Wandern, Bergsteigen, aber auch eine Radtour. Packend kann es auch sein, mit und für Freunde zu kochen. Das sind alles frei gewählte Herausforderungen.

Aber normalerweise entspannen wir vor dem Fernseher auf der Couch.

■ Das ist keine optimale Entspannung, weil wir das Fernsehen passiv über uns ergehen lassen. Besser sind gemeinsame Abendessen in der Familie mit lockeren und

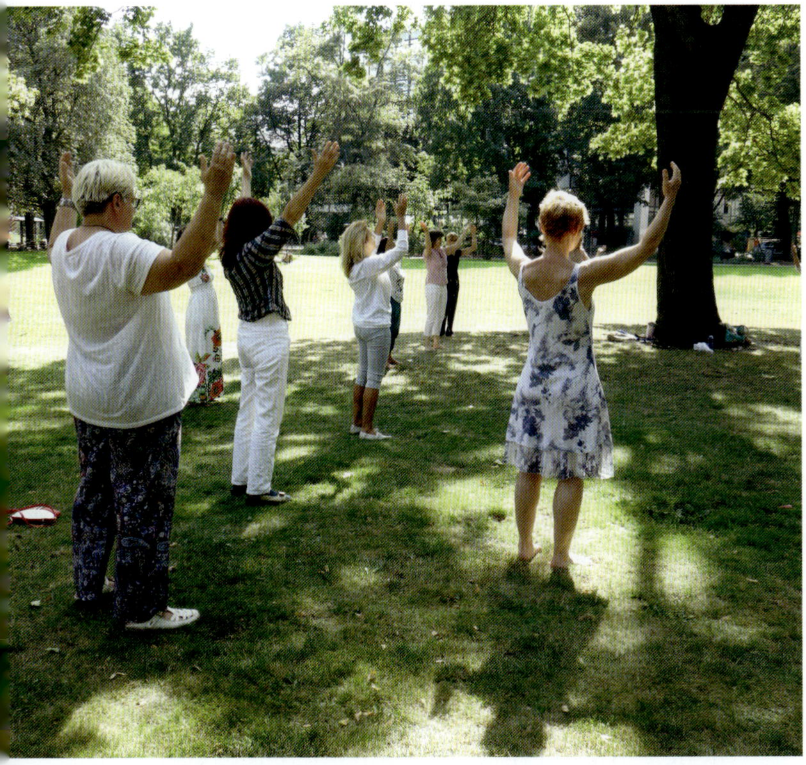

intensiven Gesprächen oder – wenn man allein lebt – ein Treffen mit Freunden und Bekannten. Bei uns ist das gemeinsame Abendessen Pflicht, und die Freunde meiner Kinder finden das ganz toll, weil es das vielfach nicht mehr gibt. Einen familiären Ruhepol, der zugleich voller Lebendigkeit ist, das halte ich für einen ganz zentralen Punkt.

Ein wichtiges Thema haben wir noch nicht berührt: Medikamente. Immer mehr Menschen nehmen gegen Stress Beruhigungsmittel, vor allem Benzodiazepine wie Valium und Diazepam.

■ Hier muss man unterscheiden: In extremen Krisensituationen haben diese Medikamente ihren Platz, da gehören sie hin.

Aber auf Dauer? Die Gefahr, die von einer dauerhaften Einnahme ausgeht, wird offensichtlich weit unterschätzt. Viele Ärzte verschreiben diese Medikamente jahrelang, und die Patienten schlucken sie.

■ Was viele nicht wissen: Die Benzodiazepine wie Diazepam beruhigen zwar, aber die Konflikte werden verdeckt. Die Probleme werden nicht gelöst. Viele Menschen, die Benzodiazepine einnehmen, fühlen sich matt und benommen, Aufmerksamkeit und Konzentration sind verringert.
Noch schlimmer: Schon nach wenigen Wochen kann man von diesen Medikamenten abhängig werden. Für eine längerfristige Therapie sind sie nicht geeignet. Schon nach einer Woche sollte die Dosis schrittweise reduziert werden.

In einem Bericht über den Schauspieler Fred Buchalski war zu lesen, dreizehn Jahre lang habe seine Ärztin ihm Rezepte für Diazepam ausgestellt. Am Ende brauchte er vier Tabletten am Tag. „Ich habe ständig in einem Nebel gelebt, zwar ruhig, aber innerlich nicht mehr erreichbar. Meine Partnerschaft ist darüber zerbrochen, irgendwann konnte ich auch nicht mehr spielen", sagt er. Durch einen Arztwechsel hat er den Weg aus der Sucht gefunden.
Ist das ein Einzelfall?

■ Sicher nicht. Nur ist dieser Mann jemand, der die Kraft hatte, frei darüber zu reden, um damit anderen in gleicher Lage zu helfen.
So bequem der Griff zu Beruhigungsmitteln ist – sie sind keine Lösung bei Dauerstress. Mit Medikamenten lässt sich das Gleichgewicht zwischen Spannung und Entspannung, das wir für unser Leben brauchen, nicht erreichen.
Das geht nur auf den Wegen, über die wir gesprochen haben: die Stresssituation aus der Vogelperspektive betrachten, sie nicht von vornherein als gegeben hinnehmen, sondern sie zu ändern versuchen.
Wo das nicht möglich ist, Antistressstrategien nutzen: Bewegung und Entspannungstraining, vor allem auch den Gegenentwurf, die selbst gewählte Herausforderung, in der wir unsere Möglichkeiten frei entwickeln können.

Interview: Dr. Irene Oswalt

Stress am Arbeitsplatz

Prof. Dr. med. Karl-Heinz Ladwig, Professor für Psychosomatische Medizin und Medizinische Psychologie am Klinikum rechts der Isar der Technischen Universität München und dem Institut für Epidemiologie II des Helmholtz Zentrums für Gesundheit und Umwelt in München

Die meisten Menschen in modernen Industriegesellschaften verbringen einen großen Teil ihres Lebens am Arbeitsplatz. Rund 43 Millionen Menschen sind es in Deutschland, die regelmäßig einer bezahlten Beschäftigung nachgehen. Der Arbeitsplatz bestimmt weitgehend den Alltag und Lebensrhythmus der Menschen. Der Arbeitsplatz entscheidet aber auch in vielfacher Hinsicht über Entfaltungsmöglichkeiten, Lebensqualität, ja, über Lebensglück. Die Ideale der Sozialrevolutionäre des beginnenden Industriezeitalters – einen kleinen Teil des Tages gemeinsam mit „notwendiger" Arbeit zu verbringen, einen Teil mit Kultur und Wissenszuwachs („Geige spielen lernen") und einen Teil, der dem Genuss und der Unterhaltung gewidmet wäre – erscheinen heute weltfremd.
Die meisten Menschen, die morgens in überfüllten S-Bahnen und durch verstopfte Straßen zur Arbeit gelangen, haben längst die großen Erwartungen hinter sich gelassen, die sie einmal an ihre Arbeit gerichtet haben. Sie alle sind darauf angewiesen, dass das, was sie als Arbeitskräfte an Qualifikation anbieten, in der Gesellschaft nützliche Verwendung findet, und dies gilt gleichermaßen für die im Blaumann als auch für die im Anzug mit Schlips oder die im Kostüm mit Stöckelschuhen.

Nicht nur Managerkrankheit

In der modernen Industriegesellschaft ist es infolge des technischen und wirtschaftlichen Fortschritts zu einem Wandel von körperlich beanspruchenden Tätigkeiten zu Arbeitsplätzen mit vorherrschend mentalen Anforderungen gekommen. Somit ist aus der „Verausgabung von Herz, Muskel und Hirn" (Karl Marx) im Wesentlichen eine Verausgabung von „Hirn" geworden, die gleichwohl gesundheitliche Risiken einschließt und sich insbesondere krankmachend auf das Herz auswirken kann.
Unter den 43 Millionen Menschen wird man viele finden, denen die Arbeit Sinn, innere Stabilität, ja Freude verschafft. Aber wohl kaum jemand wird in Frage stellen, dass der Arbeitsplatz häufig krankmachende Bedingungen einschließt: Über- oder Unterforderung, Monotonie der Tätigkeit, Unsicherheit und Angst um den Arbeitsplatz, Mobbing. Die meisten berufstätigen Menschen erleben Widersprüchliches: Anerkennung, aber auch Kränkungen, die ihr Selbstbewusstsein schädigen. Wohl kein Arbeitstag vergeht ohne positive und negative Erfahrungen, die Ärger und Niedergeschlagenheit auslösen können.
Bereits in den 1950er-Jahren hat der Begriff der *Managerkrankheit* seine Runden gemacht. Damit war gemeint, dass die Lebenserwartung für Menschen in leitender Stellung durch Verantwortungslast und Hetze besonders beeinträchtigt wird. Bald zeigte sich in nachfolgenden Untersuchungen, dass krankmachender beruflicher Stress keineswegs an eine leitende Stellung im Betrieb gebunden ist. Die Untersuchung von *chronischem Stress bei Erwachsenen in Deutschland* (2013) kam zu dem Ergebnis, dass starke Stressbelastung abnimmt, je höher die soziale Position und das Einkommen sind.
Aber mit dem Begriff der *Managerkrankheit* wurde eine Forschung angestoßen, die erstmals den Zusammenhang zwischen psychosozialen Lebensbedingungen und körperlichen Erkrankungen hergestellt hat.
Inzwischen ist wissenschaftlich nachgewiesen, dass Überforderung, Arbeitsplatzunsicherheit, Verlust des Arbeitsplatzes, aber auch feindliches Verhalten durch Kollegen und Vorgesetzte Risikofaktoren für die koronare Herzkrankheit

sind. Im Folgenden werden Fälle von Patienten vorgestellt, die in unterschiedlicher Weise unter belastenden Arbeitsbedingungen gelitten haben und schließlich daran erkrankt sind.

Annabelle F., Finanzmaklerin

In Gesprächen mit Patienten wird man als Arzt oder Psychotherapeut immer wieder mit dem Umstand konfrontiert, dass viele Herzpatienten, die in ihrer Vorgeschichte über ein hohes Ausmaß an Arbeitsstress berichten, es ganz offenbar geschafft haben, über lange Zeit mit den bedrohlichen psychischen Bedingungen umzugehen, sie häufig sogar an sich zu leugnen und nicht wahrhaben zu wollen. Bei manchen Patienten kommt ein Ereignis hinzu, das sie aus der Bahn wirft und alles radikal in Frage stellt, was ihnen bisher trügerische Stabilität verliehen hatte.

Dr. Annabelle F.[1] *(56 Jahre; alleinstehend, kinderlos, Finanzmaklerin) hat schon früh den Wunsch nach einer Familie ihrer beruflichen Karriere untergeordnet. Ihre Mutter und ihr älterer Bruder, zu denen sie sehr wenig Kontakt hat, leben in einer kleinen Provinzstadt. Sie dagegen hat an den großen Finanzplätzen in Europa gearbeitet, in Mailand und vor allem in London – eine Stadt, die wie für sie geschaffen ist. Sie ist modern, zukunftsorientiert, kreativ und hat erfolgreiche Team- und Führungserfahrungen. Sie weiß, was sie will, und das lässt sie jeden spüren, zehn Stunden am Tag und mehr, wenn es sein muss. Sie hat „Haare auf den Zähnen" und trotzdem, sie ist nicht unbeliebt und setzt sich, da wo es geht, für ihre jungen Leute ein. Sie verdient richtig viel Geld, und wenn in ihrem Unterbewusstsein sich leise Zweifel melden, ob das alles Sinn macht in ihrem Leben, geht sie shoppen und fühlt sich danach wieder richtig gut.*
Seit einiger Zeit ist sie auf Bitten ihrer Firma in Frankfurt. Mit dem Ortswechsel fangen ihre körperlichen Probleme an: Häufig wird sie nachts schweißgebadet wach, und dann schlägt ihr Herz so schnell, dass sie Angst bekommt. Über Tag fühlt sie sich oft hundeelend, schwach und ausgebrannt und muss alle ihre Energie zusammennehmen, um nicht aufzufallen. Ja richtig, sie kommt in die Wechseljahre, und die werden sicherlich die Beschwerden erklären.
Dann stirbt ihr Bruder völlig überraschend an einem plötzlichen Herztod. Als der Anruf kommt, morgens um 8.20 Uhr, ist sie gerade auf dem Weg in eine Konferenz. Sie macht auf dem Absatz kehrt, zu Hause stellt sie das Telefon ab, schaltet das Handy aus und versinkt in tiefe Trauer. Kindheitserinnerungen kommen hoch und Fragen, warum sie sich all die Jahre nicht um ihre Familie gekümmert hat. Das Herz schlägt so schnell, es hämmert gegen die Brust, sie spürt einen kaum erträglichen Druck im Kopf. Und dann plötzlich Lähmung auf der linken Seite. Sie habe an einem nicht behandelten Bluthochdruck gelitten, sagen die Ärzte, und an anfallsweisem Vorhofflimmern. Da habe sich ein Gerinnsel im Herzen gelöst und sei über die Blutbahn ins Gehirn geschwemmt worden: Schlaganfall.
Wie konnte es so weit kommen? So zupackend Annabelle F. in ihrer Arbeit war, so träge war sie sich selbst gegenüber. Ihre vitale Erschöpfung wollte sie nicht wahrhaben. Mit noch mehr Anstrengung wollte sie der Erschöpfung Herr werden, statt den Arzt aufzusuchen und sich behandeln zu lassen. Die Lebenskrise, die durch den Tod ihres Bruders ausgelöst wurde, und der nachfolgende Schlaganfall können sie dazu bringen, ihr Leben einer Revision zu unterziehen und für die Zukunft andere Prioritäten zu setzen. „It's terrible to waste a crisis", eine Krise sollte man nicht verschwenden, sagen die Amerikaner. Die Krise kann ein Anfang sein.

Mirco B., Automechaniker

Mirco B., 49 Jahre, ist Automechaniker. Er liebt seine Arbeit und versteht sich gut mit dem Chef. Seine Frau arbeitet im Haus eines Bankers, solange die Kinder in der Schule sind. Eines Tages sagt der Chef zu Mirco: „Ich bin sehr krank. Die Werkstatt werde ich nicht

1 *Alle Personennamen in den Fallbeispielen wurden von der Redaktion geändert.*

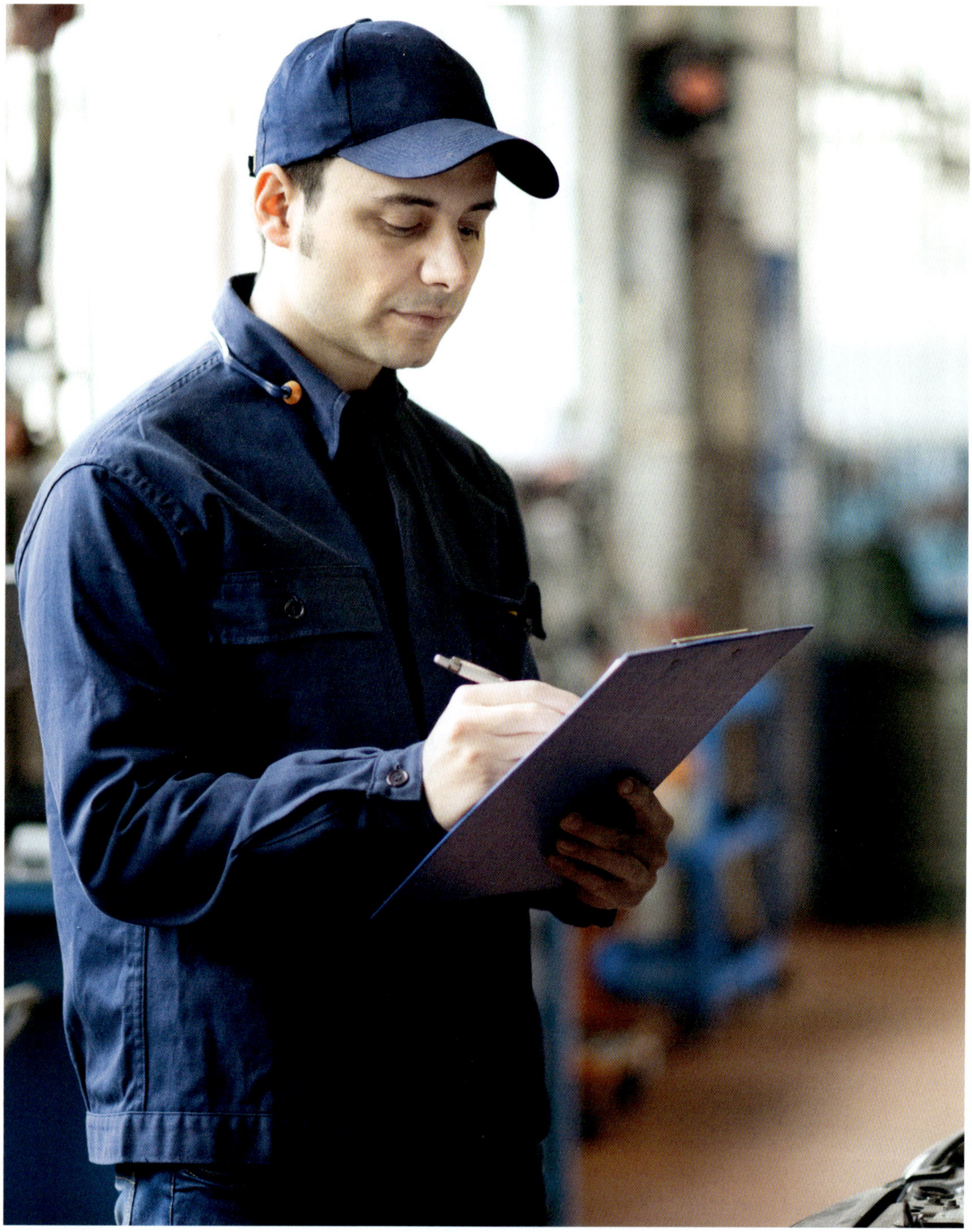

weiterführen können. Ich muss sie verkaufen." Mirco weiß, dass damit sein Arbeitsplatz gefährdet ist. Er macht sich Sorgen, große Sorgen. Nachts liegt er häufig wach im Bett, manchmal läuft er in der dunklen Wohnung umher, weil ihn die Angst vor dem Arbeitsplatzverlust umtreibt. Schlaflosigkeit wird ein immer größeres Problem.

Seine Frau steht ihm zur Seite, versucht, ihm die Angst vor der Arbeitslosigkeit zu nehmen und seine düsteren Gedanken zu vertreiben. „Du bist gut ausgebildet. Leute wie du werden

gebraucht, du wirst wieder eine Arbeit finden.“
Aber Mircos Pessimismus bewahrheitet sich. Als ein großes Unternehmen mit vielen Niederlassungen die Werkstatt kauft, wird er entlassen. Zunächst findet er keine andere Stelle in seinem erlernten Beruf, weil sich die Anforderungen inzwischen geändert haben. Es bleibt ihm nichts übrig, als sich mit Zeitarbeit unter miserablen Bedingungen und mit schlechter Bezahlung durchzuschlagen: Wechselnde Arbeitgeber, sein Fachwissen ist nicht gefragt, er muss jede Arbeit annehmen, auch wenn sie ihn körperlich überfordert. Zusätzlich zermürben ihn die negativen Bescheide auf seine Bewerbungen.
Erst nach mehr als zwei Jahren wird ein Unternehmer auf ihn aufmerksam und stellt ihn fest ein. Jetzt arbeitet er erfolgreich in einem Logistikunternehmen. Dass er in der Zeit der Arbeitslosigkeit den Mut nicht verloren hat, verdankt er seiner Frau. Er weiß, dass er ohne sie verloren gewesen wäre.
Die Unterstützung in der Familie ist in kritischen Lebensphasen von großer Bedeutung. Aber wer sich dann noch mit Partnerschaftsproblemen und Familienkonflikten auseinandersetzen muss, wird noch schwerer belastet. Deswegen kommt es darauf an – gleich ob man mit Familie oder als Single lebt –, Freunde zu haben, die einen kennen und auf deren Unterstützung man sich verlassen kann.

Adrian von S., Manager

Adrian von S., 64 Jahre, verheiratet, Vater einer Tochter (21 Jahre), leitet eine Stabsstelle für organisatorische Unterstützung in einem multinationalen Unternehmen. Einen besseren Job hätte er sich nicht vorstellen können. Büro im Glaspalast. Morgens Telefonkonferenz mit Schanghai, mittags Lunch mit Geschäftspartnern, spätnachmittags Innovationstreffen mit seinen begabtesten Mitarbeitern über Zukunftsstrategien – diese Zeit liebt er am meisten, hier sprühen Ideenreichtum und gedanklicher Wagemut. Ein typischer Tag. So könnte es immer weitergehen. Geht aber nicht. Eine Unregelmäßigkeit in der finanziellen Abwicklung eines Auslandsgeschäfts, Fragen der Rechtsabteilung, die viel Energie und Zeit kosten, Stirnrunzeln in der obersten Führungsriege eine Etage höher. Zweifel an seiner Qualifikation kommen auf. Da macht man Fehler und gerät unweigerlich in einen Abwärtsstrudel.
Plötzlich fühlt er sich allein. Der Kontakt zur Frau ist eher sachlich wie auch zur Tochter, die ihr eigenes Leben führt. Er hat keinen Rückhalt, keine Rückzugsmöglichkeit, niemanden, mit dem er sich aussprechen kann, bei dem er seine Angstträume loswerden und sein Gedankenchaos ordnen kann. Jetzt ist es zu spät für ein richtiges Gespräch mit der Ehefrau. Der Kitt für ihre Partnerschaft, darin besteht eine stille Übereinkunft zwischen den beiden, war das Erfolgsmodell seiner beruflichen Karriere. Misserfolg, Selbstzweifel und Ängste gehörten nicht dazu.
Der Infarkt kommt plötzlich. Zu seiner Erleichterung hat er ihn einigermaßen gut überstanden. Er ist in der Privatstation, wird freundlich umsorgt, seine Arbeit ist ihm auf seltsame Weise egal geworden. Die Ärzte haben ihm ein psychokardiologisches Gespräch mit einem Experten angeboten. Er hat das erstmal abgelehnt. Er weiß, was er will – das Leben mit seiner Frau wiedergewinnen. Er weiß, dass dies das Wichtigste sein wird. Er weiß allerdings nicht, ob ihm dies gelingen kann.
In der Reha hat er Zeit nachzudenken. Jetzt wird ihm bewusst, wie einsam er trotz der vielen interessanten Kontakte war. Zwischen den Kollegen in seiner Position herrschte heftiger Konkurrenzkampf, der jede Vertraulichkeit unmöglich machte. Mit den ihm unterstellten Mitarbeitern konnte er sich nicht aussprechen, das wäre ein Zeichen von Schwäche gewesen. Das Verhältnis zu seiner Frau war abgekühlt, Freunde hatte er keine.
In den Gesprächen mit dem Psychotherapeuten in der Reha konnte er sich zum ersten Mal aussprechen und sich über seine Situation klar werden. Als seine Frau an einem der Gespräche teilnahm, war sie überrascht, ihren Mann von einer neuen Seite kennenzuler-

nen: Er war selbstkritisch, offen, ihr emotional zugewandt. Vielleicht finden die beiden doch wieder zueinander. Wenn überhaupt, wird es ein langer Weg sein.

Manfred K., freiberuflicher IT-Spezialist

Manfred K., 52 Jahre, selbstständig, geschieden. Beim Wühlen in der Schublade war Manfred auf einen Umschlag mit losen Fotos gestoßen – er und die Jungs am Baggersee vor 20 Jahren: auf Bierkisten in der Badehose beim Kartenspielen. Er – schlank wie eine Gerte, lange Haare, richtig fesch sah er aus. Sich so wiederzusehen, war schwer zu ertragen für jemanden, der jetzt fast das Doppelte von damals auf die Waage brachte und sich ekelte, wenn er sich nackt im Badezimmerspiegel sah. Hatte er sich so zugerichtet oder war es das Leben, das ihm so mitgespielt hatte? Was hätte er besser machen können? Ab wann war ihm alles aus dem Ruder gelaufen?

Genau wusste er es nicht. Er hatte sich selbstständig gemacht, saß in seinem Appartement am Bildschirm und strengte sich an, seinen Job zu machen. Sein Chef war die Zeit, in der er es schaffen musste, die Aufträge abzuarbeiten. Ausfälle, glaubte er, sich nicht leisten zu können, wenn er seine Zukunft sichern wollte. Müdigkeit bekämpfte er mit Kaffee und Zigaretten, seinen Frust mit Schokoriegeln und Alkohol. Der Tag verschob sich allmählich immer tiefer in die Nacht. Zunächst unmerklich verlor Manfred den Kontakt zu seinen Leuten, er lebte nicht nur allein, er war es auch. Sein Leben war jetzt ein einziger Arbeitsplatz geworden mit Anforderungen, mit denen er zurechtkam, aber in die er auch immer mehr Energie investieren musste.

Als er eines Tages beim Treppensteigen in seine Wohnung von einem heftigen Brustschmerz gepackt wurde, der erst nachließ, als er stehen blieb, war er beunruhigt. Als das am nächsten Tag wieder passierte, tat er, was er am besten kann: im Internet nachsehen und feststellen, dass diese Beschwerden aller Wahrscheinlichkeit nach Angina pectoris, *also Zeichen einer Herzkrankheit, waren. Und das Internet sagte ihm auch, dass er jetzt sofort einen Arzt aufsuchen musste, wenn er einen Herzinfarkt vermeiden wollte.*

In Zeiten beruflicher Überforderung versuchen wir in aller Regel, Verhaltensweisen zu entwickeln, die uns helfen, mit den Belastungen besser umzugehen. Leider sind manche davon aber selbst Quelle von Gesundheitsrisiken. Zu den Verhaltensweisen, die scheinbar entlastend wirken, in Wirklichkeit aber selbstschädigend sind, gehören: die schnelle Belohnung mit Süßigkeiten und rasch konsumierbaren Lebensmitteln (Kalorienzufuhr), Rauchen, übermäßiger Alkoholkonsum und Verzicht auf körperliche Bewegung.

Wenn Manfred K. Glück hat, untersucht ihn der Arzt nicht nur gründlich und behandelt seine koronare Herzkrankheit gut, sondern macht ihm auch klar, wie sehr er mit Schlafmangel, Zigaretten, Alkohol und Süßigkeiten seine Situation verschlimmert hat. Mit einem gesunden Lebensstil wäre er mit den Herausforderungen seines Arbeitsplatzes besser zurechtgekommen. Gibt es für Manfred K. einen Ausweg?

Vielleicht entscheidet er sich zu weniger ehrgeizigen Zielen in seiner Selbstständigkeit oder kehrt vielleicht sogar wieder in ein Angestelltenverhältnis mit festen Arbeitszeiten zurück, um Freiraum für sein Leben zu gewinnen.

Carola W., Sachbearbeiterin

Carola W., 59 Jahre, arbeitet in der Leistungsabteilung einer Krankenversicherung. Sie gilt als superkorrekt, ist freundlich, aber hält deutlich Distanz zu den Kollegen. Über ihr Privatleben spricht sie nicht.

In den letzten Jahren haben sich die Arbeitsanforderungen, der Eingang von Arztrechnungen und Rezepten, die die Versicherten schnell bearbeitet haben wollen, rapide erhöht. Trotz vermehrter Anstrengung gelingt es ihr nicht, die Arbeit zu bewältigen. Unbearbeitete Vorgänge stapeln sich bedrohlich auf ihrem Schreibtisch. Sie fühlt sich ausgepumpt und kann nicht mehr schlafen. Dann der Herzinfarkt.

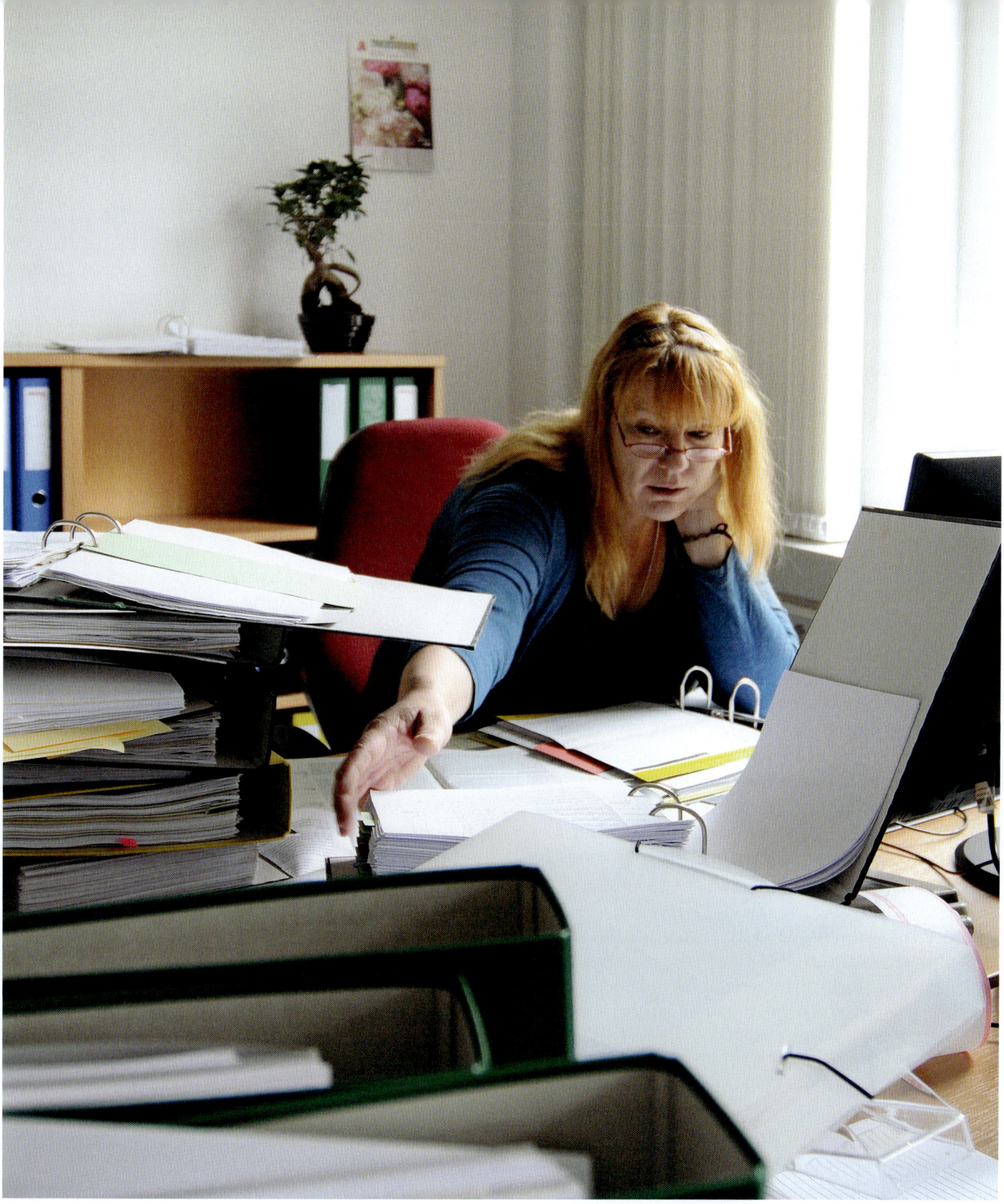

Als sie aus der Reha zurückkommt, hat sie ein Gespräch mit ihrem Vorgesetzten. Entgegen ihrer sonstigen Zurückhaltung wagt sie es, den unerträglichen Druck, der sie seit langem in ihrer Arbeit zermürbt, zuzugeben. Das macht Eindruck. Kein Zweifel: Die Arbeitsanforderungen haben sich in den letzten Jahren durch den erhöhten Krankenstand der Versicherten deutlich erhöht. Das weiß der Vorgesetzte und sagt ihr zu, dass er eine weitere Stelle beantragen wird, damit der Arbeitsanfall auf mehr Schultern verteilt wird.
Wenn Carola doch schon früher den Mut gehabt hätte, zu der Überbelastung *nein* zu sagen!

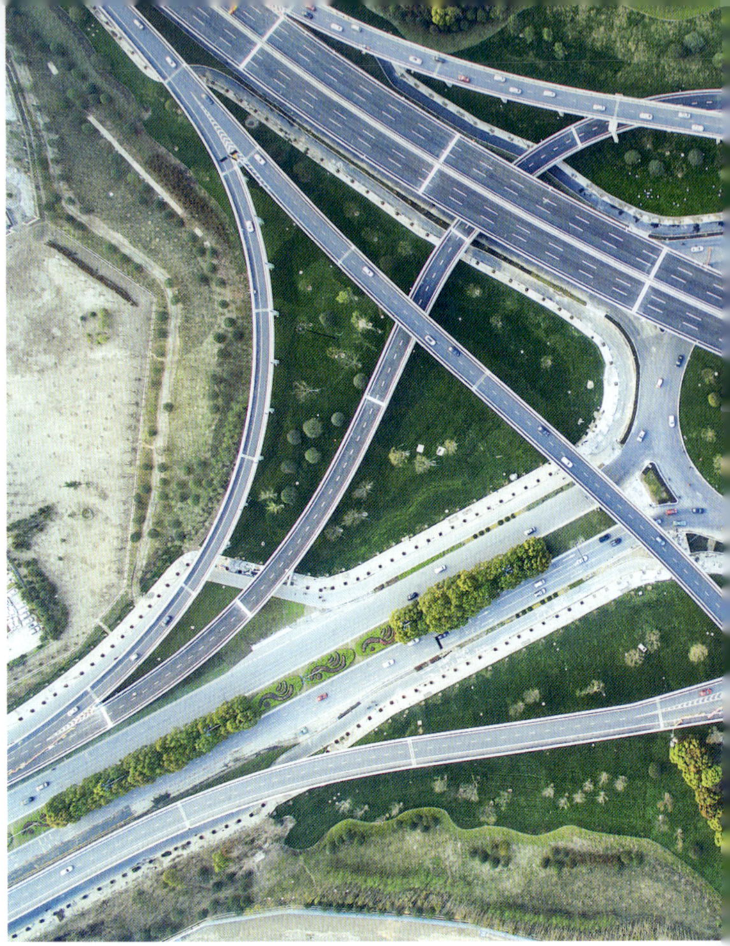

Fragen an uns selbst

Unser Arbeitsleben schließt, soviel steht fest, eine Reihe von potenziell krankmachenden Bedingungen ein, die messbar das Risiko für Herz-Kreislauf-Krankheiten erhöhen. Können wir uns überhaupt dagegen wehren? Zugegeben, gegen viele dieser Faktoren ist der Einzelne in der Regel machtlos. Aber es gibt auch viele Handlungsalternativen zu den krankmachenden Stressbedingungen. Am besten, wir machen uns gleich an die Arbeit und denken mal ganz ernsthaft und ohne Scheuklappen über unser Leben nach. Die folgenden Fragen helfen hier sicherlich weiter:

Ist Arbeitsstress für mich ein Thema?
Ganz häufig wollen wir die Belastungen, denen wir ausgesetzt sind, nicht wahrhaben (Annabelle F.). Auch wenn es mir schwerfällt und ich mich ein bisschen so wie der Held der Arbeit fühle: Werde ich tatsächlich damit fertig? Aber was genau ist der Stress, der mir zusetzt? Sind es z. B. einfach zu viele nicht enden wollende Arbeitsaufgaben, die mir aufgebürdet werden?

Habe ich mich durch den zermürbenden Arbeitsalltag verändert?
Geht mir inzwischen alles an die Nieren? Werde ich reizbarer, dünnhäutiger, reagiere ich aufbrausend, selbst wenn ich es nicht will? Verliere ich mein inneres Gleichgewicht? Schlafe ich schlecht, so schlecht, dass die damit einhergehende zusätzliche körperliche Schwächung meine Widerstandsfähigkeit in Mitleidenschaft zieht?

Kommen zum Arbeitsstress weitere Belastungen hinzu?
Arbeitsstress und negative Erfahrungen am Arbeitsplatz kommen leider selten allein. Häufig treten außerdem Probleme im häuslichen Umfeld auf. Komme ich vom Tag in der Arbeit mit der wiederholten Erfahrung von Kränkung, Herabwürdigung, Geringschätzung in ein privates Zuhause mit andauernden innerfamiliären Konflikten und damit also durchaus vergleichbaren Erfahrungen? Belastungen können aber auch aus Schulden resultieren (Kredit für das Haus o.Ä.) oder durch die Pflege von chronisch kranken Angehörigen, die unter häuslichen Verhältnissen versorgt werden?

Habe ich soziale Unterstützung bei der Konfliktbewältigung oder muss ich alles mit mir allein austragen?
Kein Tag ohne Ärger und Kopfschütteln, ohne die kleinen Seitenhiebe? Die Kränkung, wenn die Kollegin für eine Arbeit gelobt wird, die sie eigentlich meiner Initiative verdankt? Große Krisen am Arbeitsplatz, die meine Stellung bedrohen (Adrian von S.)?
Wenn es dennoch den meisten Menschen gelingt, ein inneres Gleichgewicht aufrechtzuerhalten, dann unter anderem, weil sie als ausgleichendes Heilmittel gegen psychische Verwundungen über ein intaktes soziales Netzwerk verfügen. Das Gespräch mit dem Partner und mit Freunden schafft Distanz und Verarbeitungsmöglichkeiten von Konflikten mit Vorgesetzten und Kollegen am Arbeitsplatz und hilft, Lösungsstrategien im Alltag zu

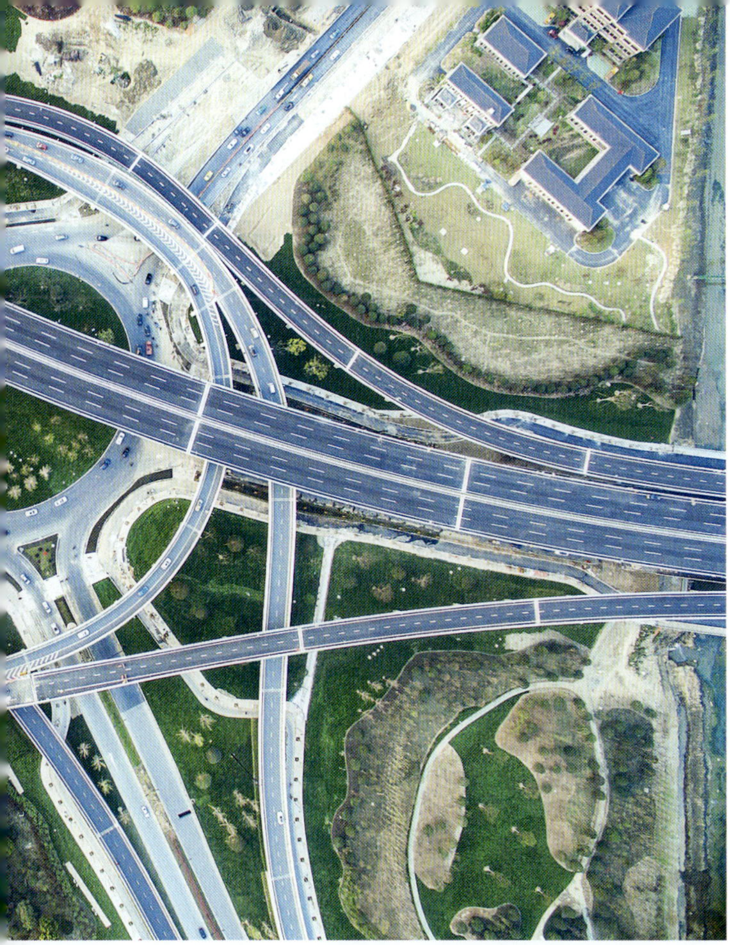

finden (Mirco B.). Wehe also, wenn wir dieses Ventil nicht zur Verfügung haben.

Wie gehe ich mit Stress um? Mache ich womöglich durch mein Verhalten die Situation noch schlimmer, als sie schon ist?
Wie werde ich mit dieser Bürde fertig? Gönne ich mir kleine Fluchten in Süßigkeiten? Entspanne ich mich mit einer und noch einer Zigarette? Komme ich abends nur zur Ruhe, wenn ich genügend Alkohol getrunken habe? Fühle ich mich nach der Arbeit einfach zu kaputt, um noch Sport oder Gymnastik zu machen? Mit einem Wort: Ist meine Antwort auf den Stress am Arbeitsplatz ein Bündel von selbstschädigenden Verhaltensweisen (Manfred K.)?

Praktische Konsequenzen
Stress verengt den Blick. Oft gibt es zur belastenden Arbeitssituation Alternativen, die deshalb nicht erkannt und genutzt werden. Bewährt hat sich, aus großer Distanz, sozusagen von oben, das eigene Leben zu betrachten – etwa so, wie wenn man im Helikopter über die Autobahn fliegt und dann sieht: die Richtung des Verkehrsstroms, die Möglichkeit, die Richtung zu ändern und die Möglichkeit zu Abfahrten auf ruhigere Straßen. Dieser Blick auf das eigene Leben führt zu Fragen: „Was sind die Ziele, die bisher mein Leben bestimmt haben? Will ich so weitergehen? Gibt es Alternativen?“
Die Digitalisierung schafft nicht nur Probleme, sondern öffnet neue Perspektiven. Sie kann größere Flexibilität in den Arbeitsalltag bringen. Es gibt viele Arbeitszeitmodelle, sowohl in mittelständischen Unternehmen wie in Konzernen: unterschiedliche Formen der Teilzeitarbeit, Homeoffice, Jobsharing. Solche Modelle sind z. B. eine Chance, wenn beide Eltern berufstätig sind und zugleich ihren Kindern ein liebevolles Zuhause bieten wollen – eine Situation, die sehr stressanfällig ist.
Ein gutes Beispiel ist die Produktionsingenieurin, die in einem renommierten Unternehmen 28 Stunden pro Woche arbeitet. Auch das Arbeiten zu Hause ist selbst bei herausgehobenen Positionen möglich. Ein Arbeitsplatzwechsel könnte ebenfalls eine Alternative zu einem stressigen Arbeitsplatz sein: Der Pfleger, der Schichtarbeit und Überlastung im Krankenhaus nicht verträgt, schließt sich einem Pflegedienst an. Die Kindergärtnerin, die mit einer herrischen Leiterin und schlechtem Betriebsklima nicht zurechtkommt, gründet mit ihren Freunden eine private Kita.
Und wenn es keine Alternativen gibt? Wie geht man dann mit dem Arbeitsstress um? Bewährt hat sich, im Alltag Zeitinseln zu schaffen, in denen man sich frei entfalten kann, weil das, was man tut, den eigenen Interessen und Begabungen entspricht. Möglichkeiten gibt es genug: sich Vereinen anschließen, von denen man hoffen kann, auf sympathische Menschen mit ähnlichen Interessen zu treffen. Sich mit Freunden verabreden, mit ihnen kochen, zu Weinfesten, Konzerten oder ins Kino gehen, im Chor singen oder gemeinsam musizieren, sich ehrenamtlichen Tätigkeiten widmen. Sie bringen in besonderem Maß Sinn, Kontakte und Freude ins Leben.
Nicht vergessen sollte man, dass körperliche Bewegung nicht nur ein hervorragendes Antistressmittel ist, sondern sich auch als Schlafmittel bewährt hat. Auch Entspannungstechniken,

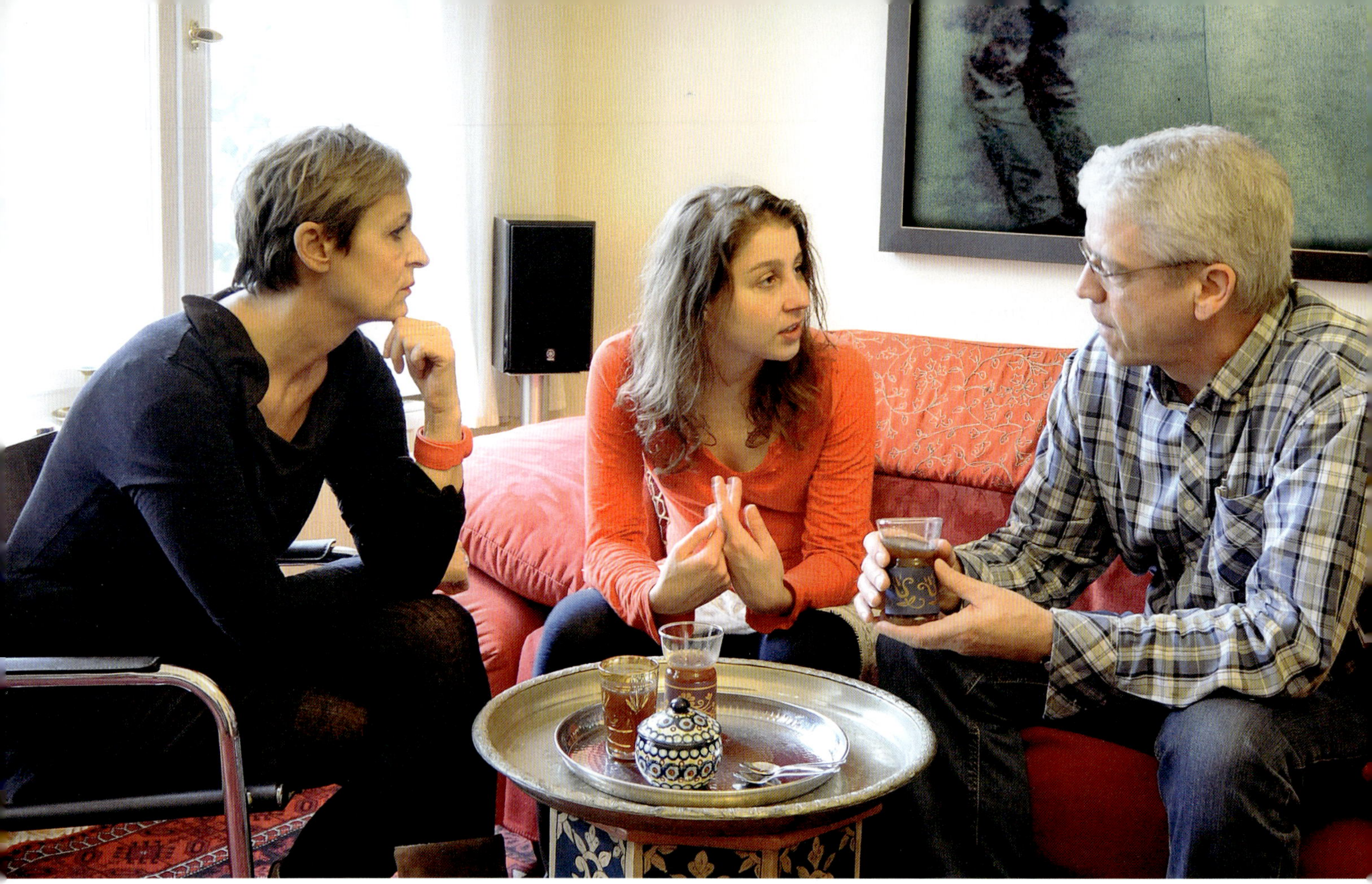

z. B. Atemgymnastik und Muskelentspannung nach Jacobson, aber auch Qigong, Tai-Chi und Yoga entlasten. Jeder muss selbst herausfinden, was ihm gut tut.

Und der soziale Rückhalt?

Jeder, der sehr unter Arbeitsplatzproblemen leidet, braucht einen Arzt, der nicht nur die Folgen des chronischen Stresses – Hochdruck, Diabetes, koronare Herzkrankheit – kompetent behandelt, sondern für den Fragen nach der Stressbelastung zur Selbstverständlichkeit im Umgang mit den Patienten gehören. Er wird versuchen, die offensichtlich selbstschädigenden Verhaltensweisen, die Ess-, Trink- und Rauchgewohnheiten des Patienten in den Griff zu bekommen, er wird konkrete Anweisungen für ein sportliches, auf den Patienten zugeschnittenes Alternativprogramm, das in seinen Alltag passt, empfehlen.

Ein solcher Hausarzt ist ein Idealtyp, der in der heutigen Realität nur selten anzutreffen ist. Angesichts der überfüllten Wartezimmer bleibt den Ärzten zu wenig Zeit für den einzelnen Patienten. Nur eine umfassende Reform unseres Gesundheitssystems könnte die Voraussetzungen schaffen, dass die Hausärzte generell die psychosozialen Probleme der Patienten in die Behandlung einbeziehen können.

Also ist beim Stress am Arbeitsplatz in den meisten Fällen zunächst jeder auf sich selbst angewiesen. Die Versuchung ist groß, den Stress einfach hinzunehmen. Aber Passivität, das zeigen die hier geschilderten Lebensgeschichten, geht mit großen Risiken einher: vitale Erschöpfung, Ausgebranntsein und daraus folgend seelischer oder körperlicher Zusammenbruch, wie z. B. ein Herzinfarkt. Diese Risiken sind nur zu vermeiden, wenn man aktiv wird. Das heißt: sich den Fragen stellen, die oben skizziert sind, und daraus praktische Konsequenzen ziehen.

Sozialer Rückhalt spielt dabei eine wichtige Rolle. Sich mit dem Partner, mit der Familie, mit Freunden auszusprechen und ihren Rat einzuholen, bringt Bewegung in die eigenen Überlegungen und neue Ideen, die zu einer besseren Lösung führen können.

Gut, dass es außerdem als eine therapeutische Alternative die Psychotherapie gibt!

Lärm, Stress und Herz-Kreislauf-Erkrankungen

Prof. Dr. med. Thomas Münzel, Zentrum für Kardiologie, Kardiologie I, Universitätsmedizin Mainz, Johannes Gutenberg-Universität

Eines Tages wird der Mensch den Lärm ebenso unerbittlich bekämpfen müssen wie die Cholera und die Pest.

Allein schon für seine Prophezeiung hat Robert Koch den Nobelpreis verdient. Man fragt sich nur, auf was sich seine Weitsicht schon damals gründete. Ähnlich erstaunlich ist ein Bericht in der *Zeit* aus dem Jahr 1963, wo der damalige Max-Planck-Direktor in Dortmund, Gunther Lehmann, Folgendes feststellte:

- Wir wissen schon seit 20 Jahren, dass eine dauernde akustische Belastung zu gesundheitlichen Schäden führen kann.
- Kinder werden in ihrem Wachstum negativ beeinflusst.
- Psychische Wirkungen sind davon abhängig, ob der Betroffene das Geräusch als belästigend empfindet oder nicht.
- Das Leben von Herzkranken und vor allem von Patienten, an denen schwere Operationen ausgeführt wurden, kann davon abhängen, ob es gelingt, Genesende vor plötzlich einsetzendem Lärm zu schützen.

Einige dieser Vermutungen sind Gegenstand von aktuellen Lärmstudien. In einem Bericht zum Thema *Lärm und Gesundheit* nimmt die Weltgesundheitsorganisation (WHO) zur aktuellen globalen Krankheitslast, ausgelöst durch Lärm, wie folgt Stellung:

Nach eher konservativen Schätzungen gehen pro Jahr lärmbedingt 61 000 gesunde Jahre aufgrund von Herzdurchblutungsstörungen, 45 000 gesunde Jahre aufgrund von kognitiven Beeinträchtigungen von Kindern, 903 000 gesunde Jahre aufgrund von Schlafstörungen, 22 000 gesunde Jahre aufgrund von Tinnitus und 654 000 gesunde Lebensjahre aufgrund von Ärgerreaktion verloren oder anders ausgedrückt: Eine Million gesunde Lebensjahre gehen pro Jahr in Westeuropa durch Lärm verloren.

Physikalische Grundbegriffe zum Thema Lärm

Als Lärm werden Geräusche bezeichnet, die durch ihre Struktur auf die Umwelt als störend empfunden werden und Gesundheitsschäden auslösen können. Ob Geräusche bewusst als Lärm wahrgenommen werden, hängt besonders von der Bewertung der Schallquelle durch den Hörer ab.

Der Lärm wird mit dem physikalischen Maß Dezibel angegeben. Wichtig ist festzuhalten, dass es sich bei der *Dezibelskala* um eine logarithmische Skala handelt, das bedeutet: Eine Zunahme von 3 dB(A) bedeutet eine Verdopplung des Schalldrucks und eine Abnahme von 3 dB(A) eine Halbierung des Schalldrucks. Eine Zunahme von 10 dB(A) wird als eine Verdopplung der subjektiv empfundenen Lautstärke empfunden, eine Abnahme von 10 dB(A) als eine Halbierung der Lautstärke wahrgenommen.

Lärm macht Stress:

Akuter und chronischer Lärm lösen im Körper Stressreaktionen aus. Chronischer Stress kann zu einer Reihe von Erkrankungen führen: Er kann viele Organe schädigen[1)] und Krankheiten wie Depressionen, Panikattacken und einen gestörten Biorhythmus bewirken, die Schilddrüsenfunktion stören und Bronchitis und Asthma auslösen. Der Magen-Darm-Trakt kann betroffen sein ebenso wie die Gefäße. Hier möchte ich mein Hauptaugenmerk auf Erkrankungen wie Bluthochdruck, Herzinfarkt, Schlaganfall und psychische Erkrankungen legen.

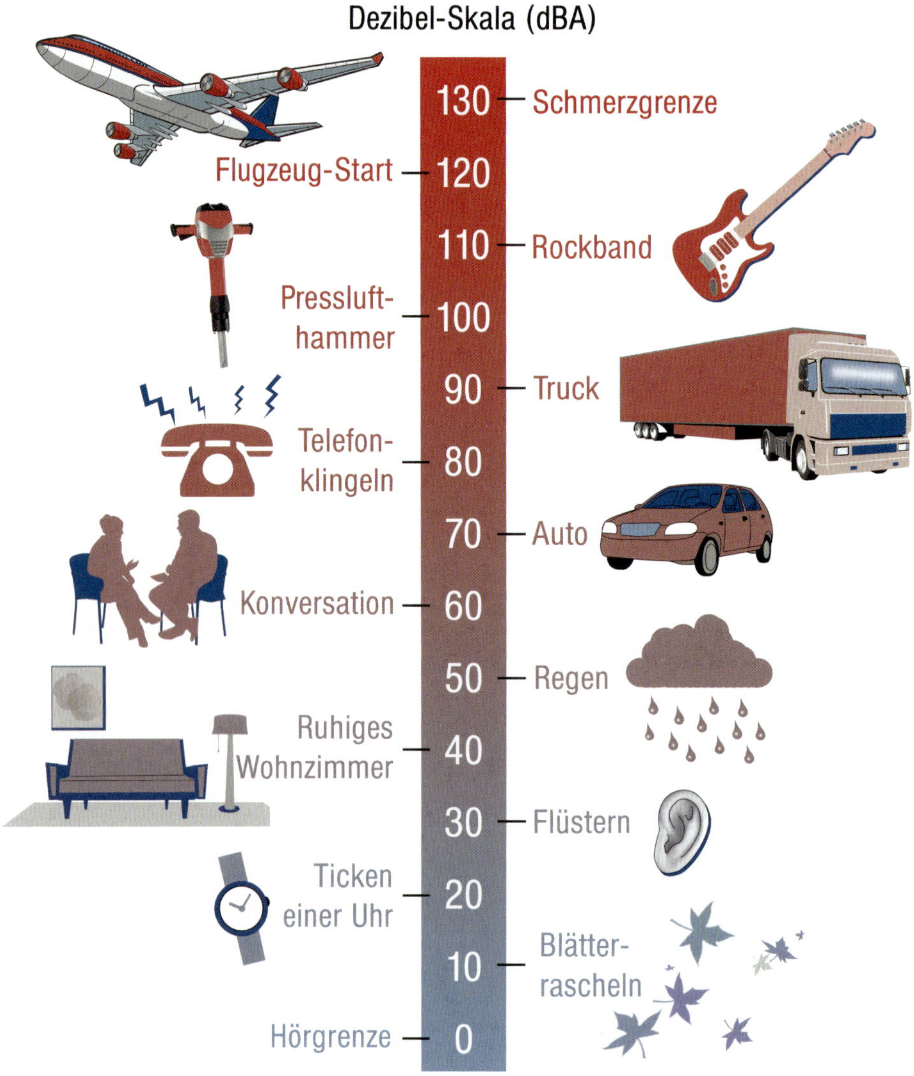

Abb. 1: Beispiele für die Schalldrucke bei bestimmten Geräuschen.
Für den ungestörten Schlaf wird zum Beispiel ein Wert von 30 dB(A) im Raum als Grenzwert angegeben. Bei Werten darüber konnten in Untersuchungen bereits eine Änderung der Schlafstadien, Schwierigkeiten beim Einschlafen und eine geminderte Schlafqualität beobachtet werden. Für den vorbeugenden Gesundheitsschutz während des Tageszeitraums werden für Freiräume 55 dB(A) angegeben. Ab diesem Wert kann bereits eine Beeinträchtigung der Kommunikation, der akustischen Orientierung und der Erholung auftreten.

Wie schädigt chronischer Lärm das Herz-Kreislauf-System?

Man muss direkte und indirekte Wirkungen des Schalls unterscheiden. Bei sehr hohen Schallpegeln führen die direkten Wirkungen zu einer Schädigung des Gehörorgans. Bei niedrigeren Schallpegeln findet man eine Störung von Leistung, Schlaf und Kommunikation, und es kommt zu kognitiven und emotionalen Reaktionen und zur Auslösung von Ärger.
Chronischer Ärger wiederum führt zu Stressreaktionen, die durch eine Aktivierung des autonomen Nervensystems (*Sympathikus*) und der *endokrinen Systeme* (z.B. erhöhte Stresshormonspiegel, gesteigerte Katecholamin- und Cortisonspiegel) charakterisiert sind.
Chronische Stressreaktionen führen interes-

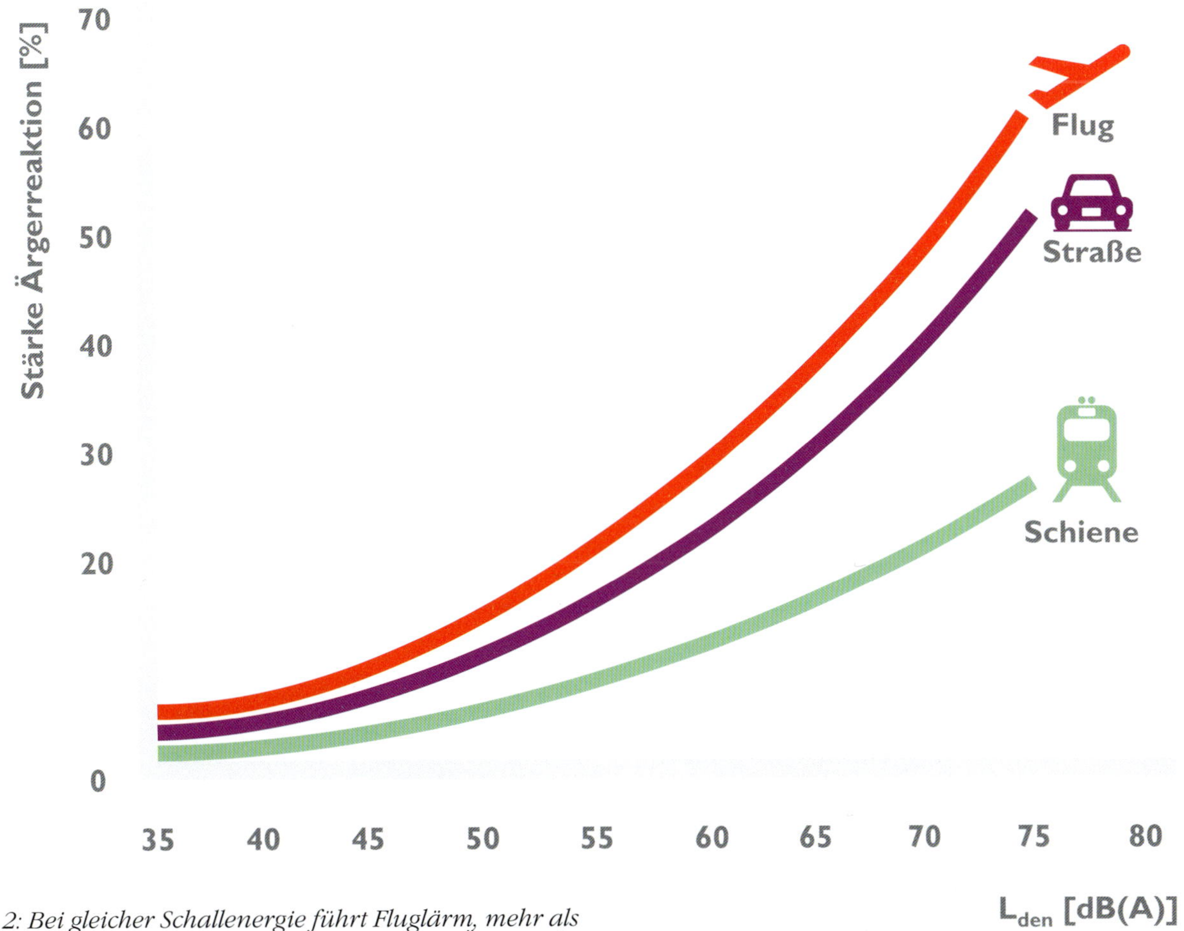

Abb. 2: Bei gleicher Schallenergie führt Fluglärm, mehr als Straßen- und mehr als Schienenlärm, zu einer Ärgerreaktion.[2)]

santerweise zu einer vermehrten Ausbildung von Herz-Kreislauf-Risikofaktoren. Beobachtet wurden eine vorübergehende Erhöhung des Blutdrucks, Erhöhung der Blutfette und des Blutzuckers, eine Steigerung der Herzleistung, eine Erhöhung der Blutviskosität und eine Aktivierung der Blutgerinnung. Langfristig führt dies zu erheblichen Störungen, sprich Herz-Kreislauf-Erkrankungen wie zu Bluthochdruck, Gefäßverhärtungen *(Arteriosklerose)*, zur koronaren Herzerkrankung und zum Schlaganfall.[2)]

Erste Hinweise für eine krankmachende Wirkung von Lärm wurden von *Wolfgang Babisch* im Jahr 2000 in *Noise and Health* publiziert.[3)] Im Jahr 2006 konnte die Frage dann schon schon klarer beantwortet werden, weil sich die Hinweise, dass Flug- und Straßenlärm krank macht, sich deutlich verdichtet haben.[4)] Die gesundheitlichen Auswirkungen von Verkehrslärm wurden von Wolfgang Babisch vom *Umweltbundesamt* in Bezug auf das Herz-Kreislauf-System in Deutschland und der Europäischen Union (EU) zusammengefasst. So entstehen allein in Deutschland durch Verkehrslärm pro Jahr bis zu 4000 Herzinfarkte und 25000 Herzkrankheiten, eine unglaublich hohe Zahl. EU-weit wird mit ca. 50000 Toten und 200000 Herz-Kreislauf-Erkrankungen gerechnet.

Welcher Lärm sorgt am meisten für eine Ärgerreaktion?

Hier sind die Untersuchungsergebnisse eindeutig. Wie in der Abbildung 2 zusammengefasst, ist die durch Lärm ausgelöste Ärgerreaktion bei gleicher Dezibelstärke bei Fluglärm am stärksten ausgeprägt, gefolgt von Straßen- und Schienenlärm. Das

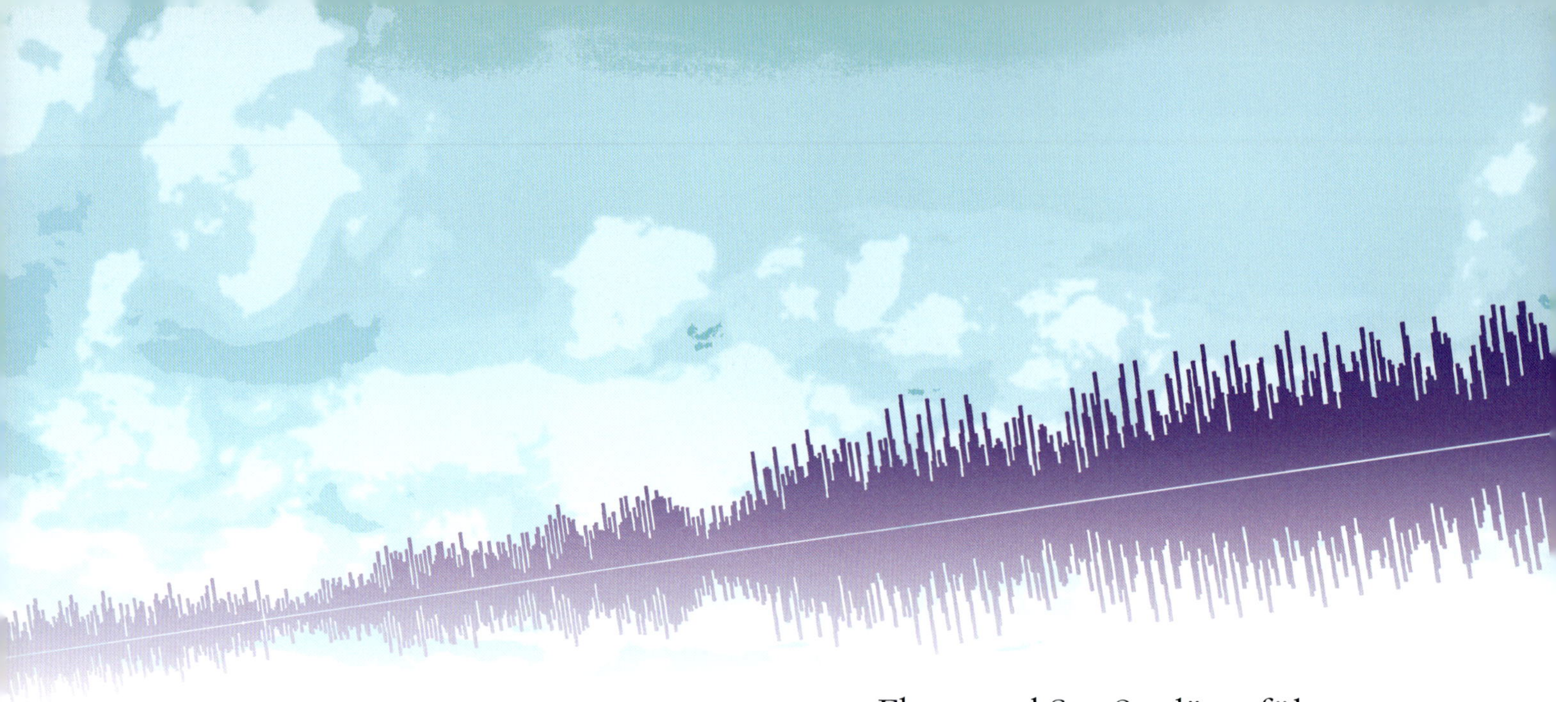

Gleiche gilt für die durch die verschiedenen Lärmquellen ausgelösten Schlafstörungen. In ihrer Leitlinie für Nachtlärm *(Night Noise Guidelines)* hat die WHO – um die Bevölkerung vor gesundheitsschädigenden Wirkungen des Nachtlärms zu schützen – den Wert für den nächtlichen mittleren Schalldruckpegel außerhalb von Wohnungen auf 40 dB(A) gesenkt. Ein Grenzwert, auf den z. B. beim Ausbau von Flughäfen keine Rücksicht genommen wird.

Weiterhin ist festzuhalten, dass aufgrund der Ergebnisse der HYENA-Studie (2008), einer europaweit durchgeführten Studie mit dem Schwerpunkt Flug- und Straßenlärm, die Lärmempfindlichkeit der vom Fluglärm Betroffenen in den letzten Jahren deutlich zugenommen hat. Die von der EU geschätzten Lärmempfindlichkeitsdaten werden deutlich übertroffen. Interessanterweise wurde dies nicht in Bezug auf den Straßenlärm beobachtet. Die Ursache für dieses Phänomen ist noch unklar.[5)]

Die Ärgerreaktion kann zu psychischen Störungen führen. In einer kürzlich publizierten Studie konnten wir in einer Analyse von 15 000 Teilnehmern der *Gutenberg-Gesundheitsstudie* feststellen, dass die Ärgerreaktion gegenüber Fluglärm deutlich stärker ausgeprägt ist als bei Straßen- und Schienenlärm. Je ausgeprägter die Ärgerreaktion ist, umso größer ist die Wahrscheinlichkeit, dass sich eine Depression oder Angststörungen entwickeln.[6)]

Flug- und Straßenlärm führen zu mehr Bluthochdruck, koronarer Herzkrankheit und Schlaganfall

Die HYENA-Studie ermittelte an den Flughäfen Amsterdam, Athen, Berlin, London, Mailand und Stockholm, dass schon ein Anstieg des nächtlichen Fluglärmpegels um 10 Dezibel dB(A) im Schallpegelbereich zwischen 30–60 dB(A) das Risiko für Bluthochdruck bei Frauen und Männern um rund 14 Prozent erhöht.[7)] Ähnliche Ergebnisse wurden in der RANCH Studie *(Road Traffic and Aircraft Noise Exposure and Children's Cognition and Health)* erhoben. Bei dieser Studie ergab sich ein Zusammenhang zwischen Tag- und Nachtfluglärm und dem Blutdruck bei 9- bis 10-jährigen Kindern, die in der Nähe des Flughafens *Schiphol* (Amsterdam) und *Heathrow* (London) lebten.[8)]

Verbunden mit dem erhöhten Blutdruck aufgrund von Nachtfluglärm wurde eine erhöhte Konzentration von Stresshormonen *(Cortisol)* – allerdings nur bei Frauen – im Speichel nachgewiesen. Blutdruckanstiege müssen hierbei nicht an Wachreaktionen gekoppelt sein, d. h. der Blutdruck wird, wenn man überflogen wird, um 6–8 mmHg ansteigen, ob man wach wird oder nicht.[9)]

Die Augen kann man schließen, die Ohren nicht

Mehrere kürzlich publizierte Studien berichten, dass auch durch Straßenlärm der Blutdruck steigt. Eine Analyse, die die wichtigsten Blut-

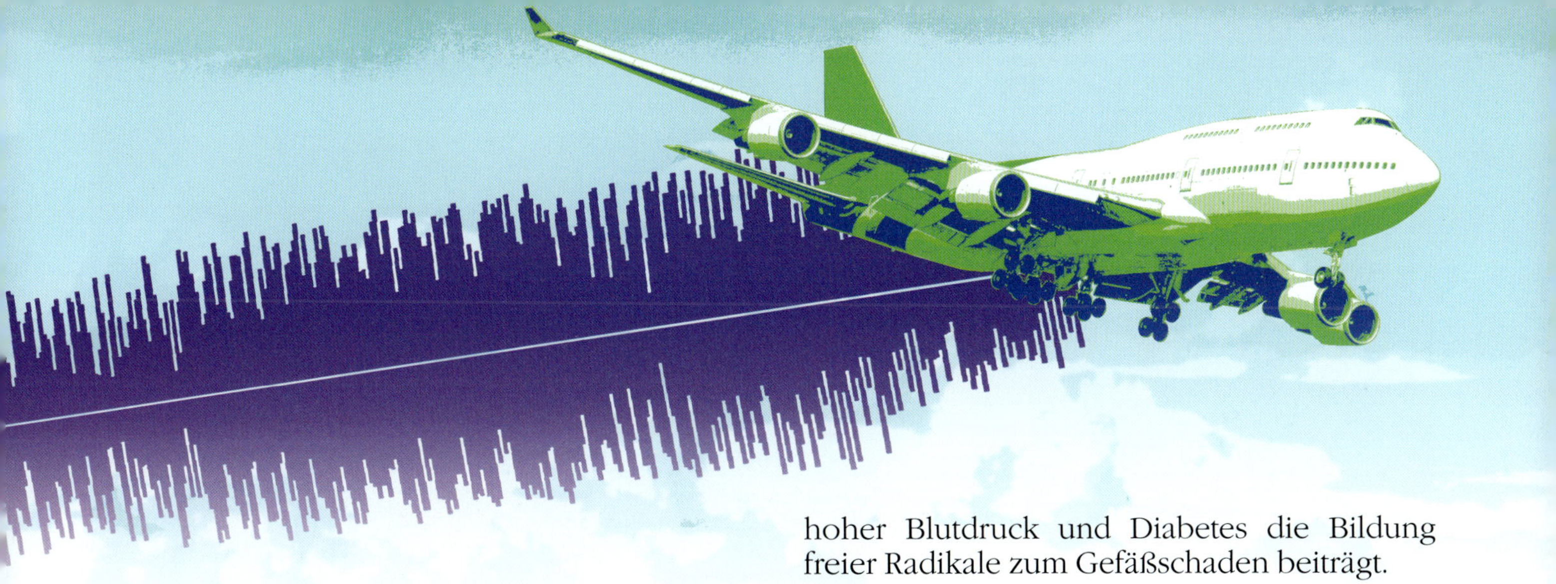

druckstudien untersuchte und zusammenfasste, fand heraus, dass Straßenlärm pro 10 dB(A) Lärmerhöhung die Wahrscheinlichkeit, einen Bluthochdruck zu entwickeln, um 17 Prozent erhöht.[10] Insgesamt wird angenommen, dass bei Lärmwerten von 45–75 dB(A) mit einer Erhöhung des Blutdrucks gerechnet werden muss. Gleichzeitig steigt das Risiko für die Entwicklung eines Schlaganfalls, wobei die Betroffenen in der Regel älter als 65 Jahre waren. Geringer scheinen die Auswirkungen von Flug- und Straßenlärm in Bezug auf die Entwicklung eines Herzinfarkts zu sein.[10]

Was sind die genauen Ursachen für die entstehenden Gefäßschäden?

Zwei kürzlich veröffentlichte Studien des Zentrums für Kardiologie der Universitätsmedizin in Mainz belegen, dass simulierter Nachtfluglärm auch bei gesunden Menschen zu Störungen der Gefäßfunktion, erhöhtem Stresshormonspiegel und zu einer verminderten Schlafqualität mit drastischen Auswirkungen auf das Herz-Kreislauf-System führen.[11),12] Die Gefäßschäden sind hierbei ausgeprägter, wenn bereits eine koronare Herzkrankheit besteht. Es gibt hierbei keinen Zusammenhang zwischen der Ärgerreaktion und der Verschlechterung der Gefäßfunktion. Das bedeutet, dass man unabhängig davon, ob man sich über den Lärm ärgert oder nicht, mit einer Verschlechterung der Gefäßfunktion rechnen muss. Die verschlechterte Gefäßfunktion konnte durch die Einmalgabe von Vitamin C wieder korrigiert werden.[12] Das bedeutet, dass ähnlich wie schon bei den Risikofaktoren fü Herz-Kreisauf-Erkrankungen Rauchen, hohes Cholesterin, hoher Blutdruck und Diabetes die Bildung freier Radikale zum Gefäßschaden beiträgt.

FAZIT: Lärm ist ein neuer Risikofaktor für Herz-Kreislauf-Erkrankungen

Das Cholesterin und den Blutzucker können wir Ärzte senken, mit dem Rauchen können die Patienten aufhören, den Blutdruck können wir gut einstellen. Der Lärm ist der einzige Risikofaktor, den nur die Politik beeinflussen kann.

Weiterführende Literatur:

1. Maschke C, Hecht K. Stress hormones and sleep disturbances – electrophysiological and hormonal aspects. Noise & health 2004;6(22):49–54.
2. Munzel T, Gori T, Babisch W, Basner M. Cardiovascular effects of environmental noise exposure. European heart journal 2014;35(13):829–36.
3. Babisch W. Traffic Noise and Cardiovascular Disease: Epidemiological Review and Synthesis. Noise & health 2000;2(8):9–32.
4. Babisch W. Transportation noise and cardiovascular risk: updated review and synthesis of epidemiological studies indicate that the evidence has increased. Noise & health 2006;8(30):1–29.
5. Babisch W, Houthuijs D, Pershagen G, Cadum E, Katsouyanni K, Velonakis M, Dudley ML, Marohn HD, Swart W, Breugelmans O, Bluhm G, Selander J, Vigna-Taglianti F, Pisani S, Haralabidis A, Dimakopoulou K, Zachos I, Jarup L, Consortium H. Annoyance due to aircraft noise has increased over the years – results of the HYENA study. Environment international 2009;35(8):1169–76.
6. Beutel ME, Junger C, Klein EM, Wild P, Lackner K, Blettner M, Binder H, Michal M, Wiltink J, Brahler E, Munzel T. Noise Annoyance Is Associated with Depression and Anxiety in the General Population- The Contribution of Aircraft Noise. PloS one 2016;11(5):e0155357.
7. Jarup L, Dudley ML, Babisch W, Houthuijs D, Swart W,

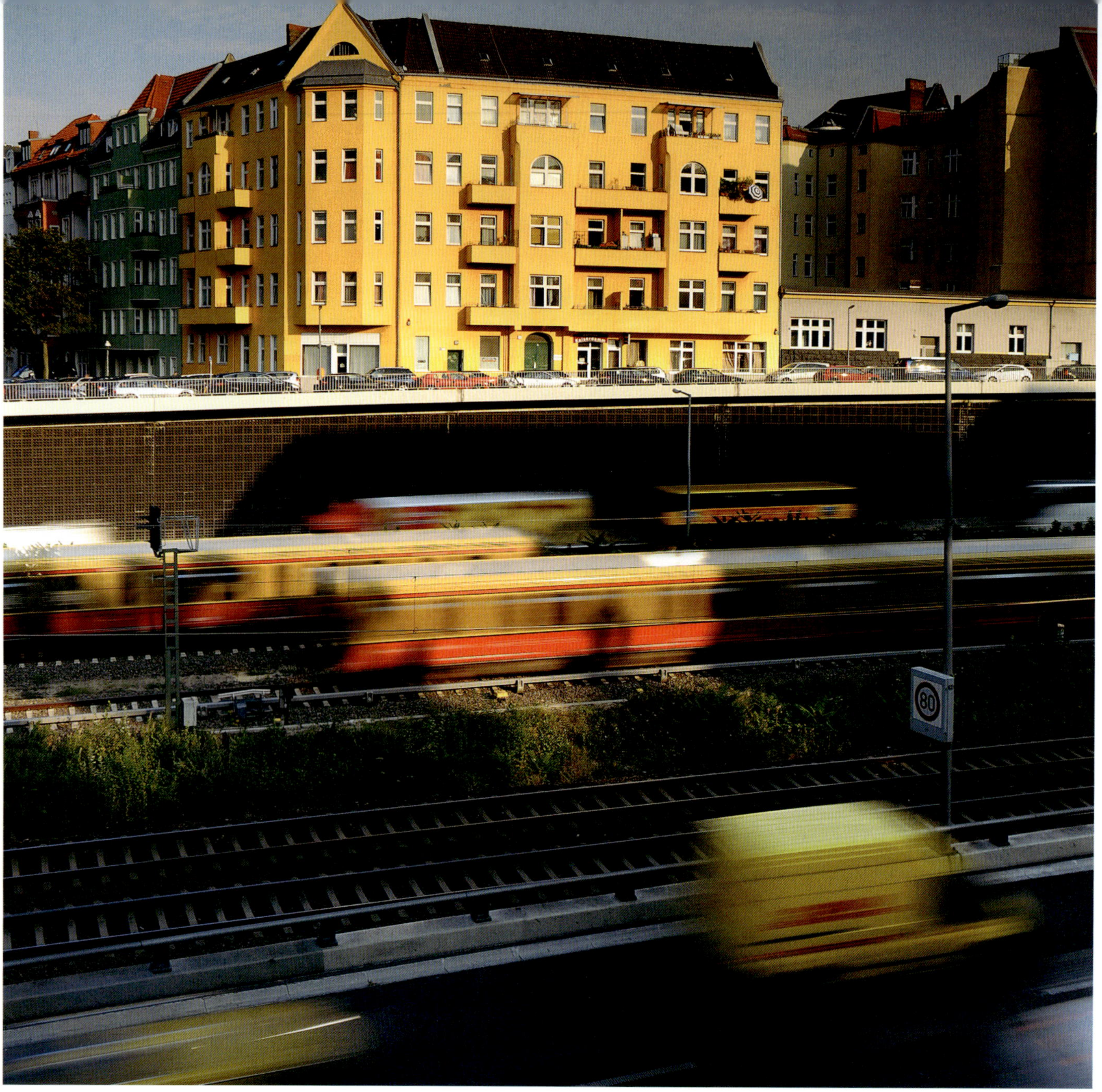

Pershagen G, Bluhm G, Katsouyanni K, Velonakis M, Cadum E, Vigna-Taglianti F, Consortium H. Hypertension and Exposure to Noise near Airports (HYENA): study design and noise exposure assessment. Environmental health perspectives 2005;113(11):1473–8.
8. an Kempen E, van Kamp I, Fischer P, Davies H, Houthuijs D, Stellato R, Clark C, Stansfeld S. Noise exposure and children's blood pressure and heart rate: the RANCH project. Occupational and environmental medicine 2006;63(9):632–9.
9. Selander J, Bluhm G, Theorell T, Pershagen G, Babisch W, Seiffert I, Houthuijs D, Breugelmans O, Vigna-Taglianti F, Antoniotti MC, Velonakis E, Davou E, Dudley ML, Jarup L, Consortium H. Saliva cortisol and exposure to aircraft noise in six European countries. Environmental health perspectives 2009;117(11):1713–7.
10. Munzel T, Sorensen M, Gori T, Schmidt FP, Rao X, Brook J, Chen LC, Brook RD, Rajagopalan S. Environmental stressors and cardio-metabolic disease: part I-epidemiologic evidence supporting a role for noise and air pollution and effects of mitigation strategies. European heart journal 2016.
11. Schmidt F, Kolle K, Kreuder K, Schnorbus B, Wild P, Hechtner M, Binder H, Gori T, Munzel T. Nighttime aircraft noise impairs endothelial function and increases blood pressure in patients with or at high risk for coronary artery disease. Clinical research in cardiology : official journal of the German Cardiac Society 2015;104(1):23–30.
12. Schmidt FP, Basner M, Kroger G, Weck S, Schnorbus B, Muttray A, Sariyar M, Binder H, Gori T, Warnholtz A, Munzel T. Effect of nighttime aircraft noise exposure on endothelial function and stress hormone release in healthy adults. European heart journal 2013;34(45):3508–14a.

Luftverschmutzung gefährdet das Herz

Prof. Dr. med. Thomas Meinertz, Klinikum Stephansplatz, Hamburg

Von Luftverschmutzung ist oft die Rede, aber das Problem wird nicht ernst genommen. Wir sehen die Bilder vom gelben Smog in asiatischen Städten und die Menschen, die dort mit einem Mundschutz zur Arbeit und zur Schule gehen, mit flüchtigem Schauder. Dass hierzulande Luftverschmutzung die Gesundheit erheblich gefährdet, ist viel zu wenig bekannt.

Was ist Luftverschmutzung?

Luftverschmutzung besteht praktisch immer aus Tausenden von Einzelkomponenten. Physikalisch unterscheidet man zwischen gasförmigen und Partikelkomponenten (Feststoffkomponenten).
Die wichtigsten gasförmigen Komponenten sind:
Stickstoffdioxid (NO_2), Kohlenmonoxid (CO), Schwefeldioxid (SO_2) Ozon und flüchtige organische Verbindungen, wie z. B. Benzol.
Die Partikelkomponenten werden nach ihrer Größe bzw. nach ihrer Masse unterteilt:
Partikel kleiner als 2,5 μm (PM2,5)
Partikel größer als 10 μm (PM10)
Diese Partikel sind so klein, dass sie mit bloßem Auge nicht sichtbar sind. Sie können vom Wind über viele Kilometer transportiert werden. Zum Beispiel wurden Feinstaubpartikel aus Tschechien, Polen und Deutschland über die Grenzen hinweg nach Frankreich geweht und verursachten dort Gesundheitsschäden.

Quellen der Luftverschmutzung?

- Verbrennung fossiler Brennstoffe (Kohle, Holzkohle, Holz, Öl)
- Abgase von Autos, Motorrädern und Flugzeugen
- Industrieabgase
- Abgase aus industrieller Verbrennung sowie aus der Haus- und Kaminheizung
- Massentierhaltung

Wie macht sich Luftverschmutzung bemerkbar?

- Sie kann *akut* (z. B. für Stunden) oder *chronisch* (dauerhaft für Wochen und Monate) auftreten.
- Luftverschmutzung gibt es nicht nur im Freien (in der Umwelt), sondern auch zu Hause in geschlossenen Räumen.
- Luftverschmutzung kann sich z. B. durch Reizung der oberen Atemwege bemerkbar machen, sie kann aber auch völlig unbemerkt und für den Menschen nicht spürbar vorhanden sein.
- Luftverschmutzung variiert örtlich und zeitlich und ist vom Wetter (Lufttemperatur und Luftfeuchtigkeit) sowie besonders von den Windverhältnissen abhängig.

Wie verursacht Luftverschmutzung Herzkrankheiten?

Luftverschmutzung ist für die Entstehung und Verschlechterung von Erkrankungen der Atemwege verantwortlich. Dies ist auch gut erklärlich, da die verschmutzte Luft zuallererst mit unseren Atemwegen in Kontakt kommt.
Dass Luftverschmutzung auch eine Ursache von Herz-Kreislaufkrankheiten ist, wurde erst in den letzten Jahren deutlich.
Mit der Einatmungsluft gelangen gasförmige Stoffe und kleine Partikel über die Atemwege (*Bronchien*) bis in die Lungenbläschen (*Alveolen*). Diese Fremdgase und Fremdstoffe führen in den unteren Atemwegen zu einer Aktivierung der dort ansässigen Fresszellen (*Phago-*

zyten), die dazu da sind, Fremdkörpermaterial in den Atemwegen zu beseitigen. Durch eine starke Aktivierung dieser Fresszellen kommt es zu einer Entzündungsreaktion in den Atemwegen. Diese Entzündung läuft auch ohne Anwesenheit von Bakterien oder Viren ab. Die Fresszellen produzieren dabei aus den eingeatmeten Gasen und Partikeln sogenannte freie Radikale, diese verbinden körpereigene Stoffe mit Sauerstoff. Die dadurch verstärkte Entzündung greift von den Bronchien auf das gesamte Lungengewebe über. Später auf den ganzen Körper. Diese als *Low-level-Entzündungsreaktion* bezeichnete Antwort des Körpers auf einen chronischen Entzündungsreiz führt zu einem Fortschreiten der Arteriosklerose (Gefäßverhärtung) in allen Gefäßregionen des Organismus.

Dass eine chronische Entzündungsreaktion das Fortschreiten der Arteriosklerose begünstigt, ist auch von verschiedenen anderen Krankheitsbildern bekannt. So ist es nicht erstaunlich, dass sich in bevölkerungsweiten (*epidemiologischen*) Studien herausstellte, dass auch eine durch Luftverschmutzung hervorgerufene chronische Entzündungsreaktion zum Fortschreiten einer Arteriosklerose beiträgt.

Nach diesen Befunden scheinen insbesondere die kleinen Partikel (PM2,5) für diesen Prozess verantwortlich zu sein. Tierexperimente zeigen, dass Luftverschmutzung auch unabhängig von einer chronischen Entzündungsreaktion das Fortschreiten der Arteriosklerose beschleunigen kann. Doch nicht nur der chronische, sondern auch der akute Kontakt mit stark verschmutzter Luft kann ernsthafte Folgen für das Herz-Kreislauf-System haben. So können Abgase des Straßenverkehrs, insbesondere von Dieseltreibstoff, die Blutplättchen von Patienten mit koronarer Herzkrankheit aktivieren und so zur Entstehung eines Herzinfarkts beitragen. Besonders ungünstig kann sich Luftverschmutzung auf Patienten mit schon bestehender koronarer Herzkrankheit auswirken. Luftverschmutzung führt auch akut zu einer Fehlfunktion der Gefäße *(vaskuläre Dysfunktion)* – d. h. die Blutgefäße reagieren auf Reize nicht mehr mit Gefäßerweiterung, sondern Gefäßverengung. Dies kann zur Durchblutungsstörung des Herzmuskels, aber auch zu erhöhten Blutdruckwerten führen.

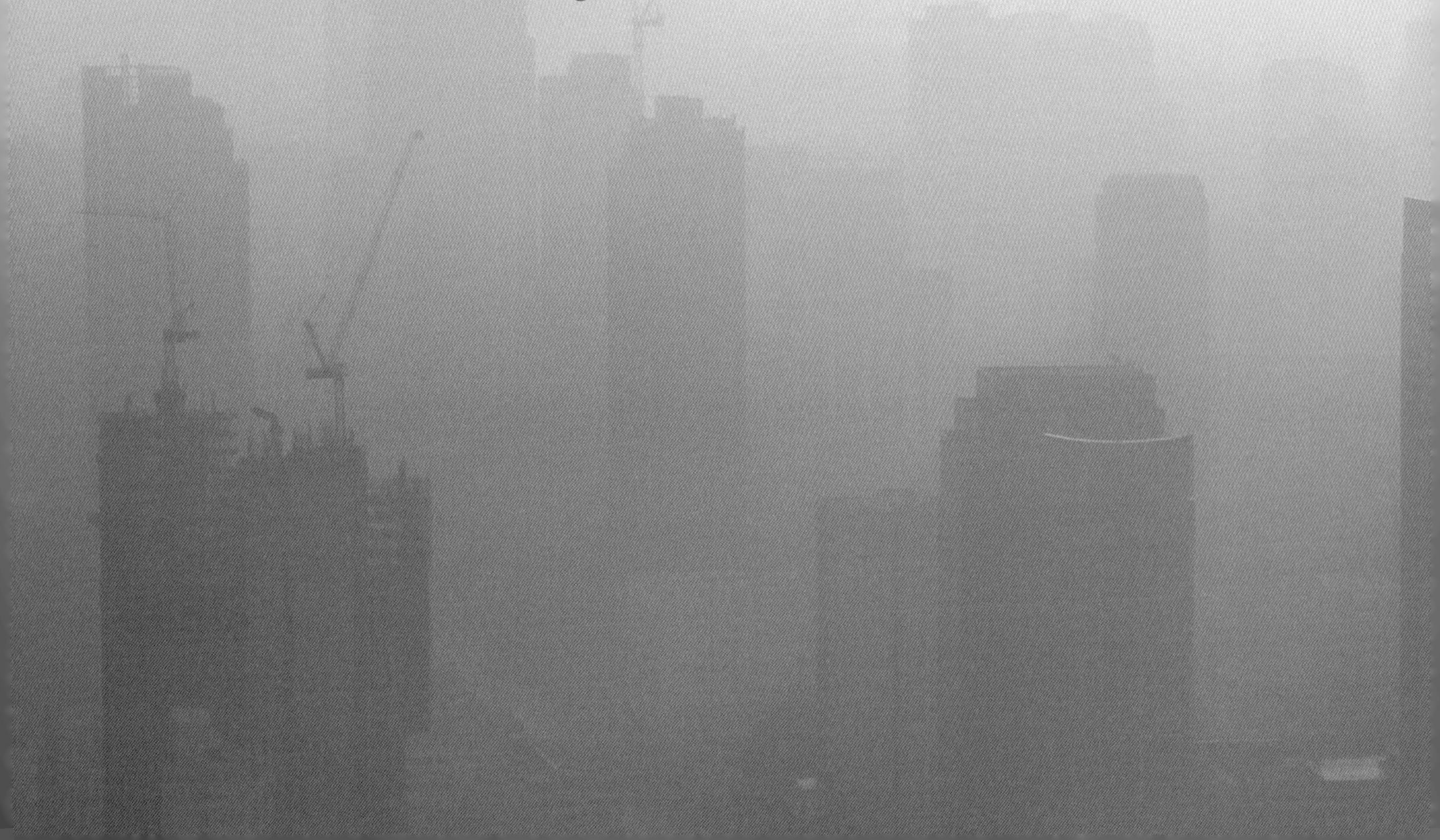

Für welche Krankheiten des Herz-Kreislauf-Systems spielt die Luftverschmutzung eine Rolle?

Zu unterscheiden ist die Rolle bei der Entstehung der Krankheit (*langsamer* Prozess über viele Jahre) von der Rolle bei der Auslösung von Komplikationen oder *akuter* Verschlechterung einer vorbestehenden Krankheit.
Fast alle Bevölkerungsstudien sprechen dafür, dass anhaltende Luftverschmutzung den Prozess der Arteriosklerose beschleunigt. Dies zeigt sich besonders an den Herzkranzgefäßen und an den Gefäßen von Kopf und Hals. Hierdurch kommt es zu einem vorzeitigen Ausbruch der beiden wichtigsten Erkrankungen in diesen Gefäßregionen: koronare Herzkrankheit und Schlaganfall.
Verantwortlich sind dafür: die chronische Entzündungsreaktion, die Fehlfunktion der Gefäße mit Neigung der Gefäße zur Verengung sowie eine erhöhte Neigung der Blutplättchen zu verklumpen.
Akute Luftverschmutzung kann dagegen zur Auslösung von Herzinfarkt und Schlaganfällen sowie zur akuten Verschlechterung einer Herzschwäche führen. So konnte man in Studien zeigen, dass die Häufigkeit von Herzinfarkten mit steigender Zahl der kleinen und großen Partikel in der Einatmungsluft proportional zunimmt.

Herzschwäche

Herzschwäche ist das gemeinsame Endstadium der meisten Herzkrankheiten. Naturgemäß konnte man nicht nachweisen, dass eine chronische Luftverschmutzung zur Herzschwäche führt. Hierfür ist vielmehr der individuelle Verlauf der Herzkrankheit bestimmend. Was sich jedoch zweifelsfrei wissenschaftlich beweisen lässt und gut belegt ist: Auch kurzfristige Ausbrüche einer Luftverschmutzung mit deutlichem Anstieg der gasförmigen und Partikelbestandteile erhöhen das Risiko des Patienten mit Herzschwäche, zu sterben oder zumindest einen Krankenhausaufenthalt notwendig zu machen.

Herzrhythmusstörungen

Bislang ließ sich ein eindeutiger Zusammenhang zwischen Luftverschmutzung und bedeutsamen Herzrhythmusstörungen nicht nachweisen.

Schlaganfall

Studien aus verschiedenen Ländern haben einen Zusammenhang von Luftverschmutzung und Schlaganfallsterblichkeit nachgewiesen. Ebenso sollen Krankenhauseinweisungen wegen eines Schlaganfalls mit dem Ausmaß der Luftverschmutzung einhergehen.
In Übereinstimmung hiermit haben verschiedene epidemiologische Studien eine Zunahme von Schlaganfallhäufigkeit und Schlaganfallsterblichkeit mit der Zunahme der Luftver-

schmutzung – genauer der Zunahme der Partikelmasse – nachgewiesen. Dieser Zusammenhang ist besonders deutlich bei Menschen jenseits des 60. Lebensjahres und bei Nichtrauchern nachweisbar. Begründung: Raucher setzen sich ohnehin freiwillig einer so starken Luftverschmutzung aus, dass die zusätzliche Luftverschmutzung keine entscheidende Rolle mehr spielt. Ältere Menschen reagieren verständlicherweise besonders ungünstig auf eine Luftverschmutzung, da deren Lungenfunktion ohnehin altersbedingt eingeschränkt ist.

Was tun?

- Benutzen Sie den öffentlichen Nah- und Fernverkehr und lassen Sie Ihr Auto oder das Motorrad stehen.
- Vermeiden Sie Laufen oder Fahrradfahren auf Straßen mit einer hohen Verkehrsdichte, insbesondere während der Rushhour.
- Treiben Sie Sport in Parks und Gärten und nicht auf viel befahrenen Straßen.
- Insbesondere ältere Patienten mit Herz- und Lungenerkrankungen sollten sich bei hoher Luftverschmutzung besonders wenig außerhalb des Hauses aufhalten.
- Vermeiden Sie, Biomasse in der häuslichen Heizung zu verbrennen.
- Wenn Sie in Gegenden mit starker Luftverschmutzung leben, schützen Sie Ihre Wohnung durch Ventilations- oder Filtrationssysteme.
- Reduzieren Sie Ihren Fleischkonsum, denn die Fleischproduktion erzeugt nicht nur riesige Mengen an klimaschädlichen Gasen, sie ist wegen des Anbaus von Tierfutter eine Hauptursache für das Abholzen der tropischen Regenwälder, die für unser Klima so wichtig sind.

Politische Entscheidungen

Gute Ratschläge sind gegen Luftverschmutzung nicht ausreichend. Damit ist das Problem nicht gelöst. Der Luftverschmutzung gegenzusteuern, ist eine wichtige Aufgabe der Politik, die bisher sträflich vernachlässigt wurde.

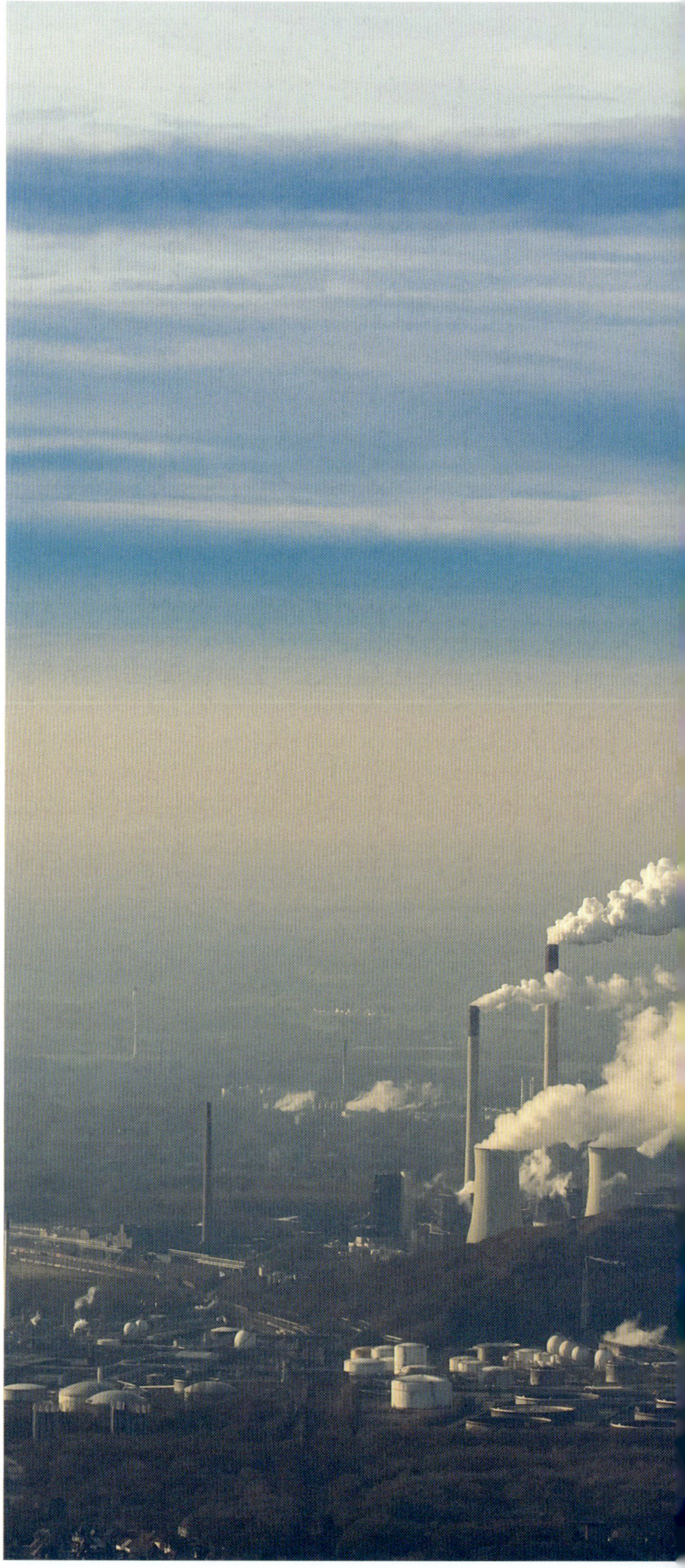

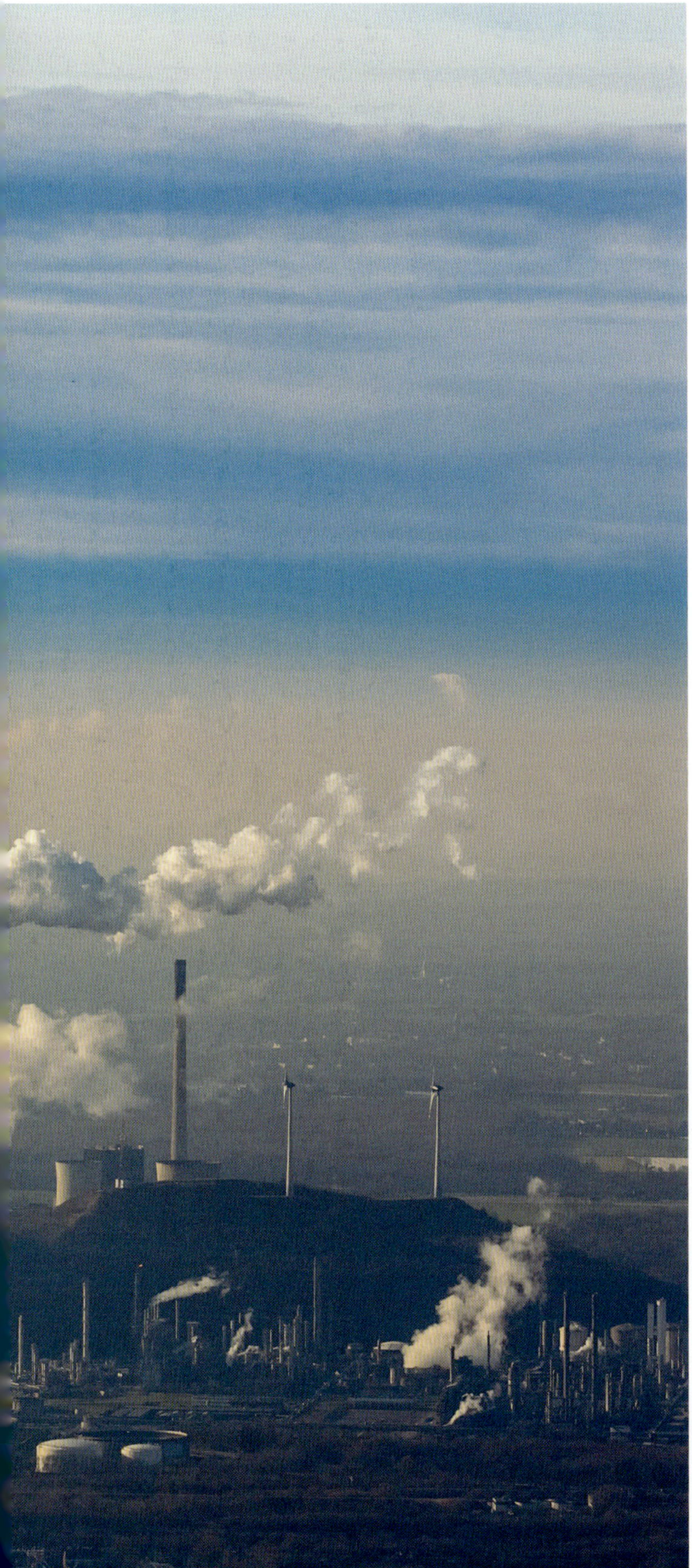

Kohlekraftwerk in Gelsenkirchen

Die WHO hat in ihren *Guidelines for Clean Air (Leitlinien für klare Luft)* folgende Grenzwerte für die Feinstaubbelastung im Jahresdurchschnitt gesetzt:

- für Feinstaubpartikel PM10: 20 µg/m³
- für Feinstaubpartikel PM2,5: 10 µg/m³

Mit diesen Vorgaben gehen die Regierungen sehr unterschiedlich um. Die EU ist – wie Experten im *European Heart Journal* (Juli 2016) feststellten – „ein besonders schlechtes Beispiel". Die EU hat die Grenzen doppelt so hoch gesetzt:

- für Feinstaubpartikel PM10: 40 µg/m³
- für Feinstaubpartikel PM2,5: 20 µg/m³

Wissenschaftler haben immer wieder verlangt, diese Grenzwerte nach unten zu korrigieren – ohne dass in Brüssel irgendetwas geschieht.

In Deutschland geht man mit der Luftverschmutzung oft sehr lässig um, wie Stuttgart gezeigt hat. Bei hoher Smogbelastung im Sommer 2016 wurde dort nur eine Empfehlung ausgegeben, das Auto stehen zu lassen. Ohne jeden Erfolg. Andere Städte, wie z. B. Paris, haben in solchen Situationen Fahrverbote erlassen. Offensichtlich besteht in Deutschland ein hoher politischer Handlungsbedarf.

Allerdings kann man hoffen, dass das Pariser Klimaabkommen vom April 2016 eine Wende bringt. Zur weltweiten Überraschung haben China und die USA, die sich bisher jeder Festsetzung von Klimazielen entgegensetzten, dem Abkommen zugestimmt. So wird erwartet, dass das Klimaabkommen von allen Ländern ratifiziert wird. Dann wird es zu neuen politischen Entscheidungen und Regulierungen kommen. Die nationalen Auflagen für Kraftwerke, Industrieemissionen, Autos, Heizungen werden dann schärfer werden.

Auf jeden Fall kann die Gefährdung durch die Luftverschmutzung nicht mehr weiter hingenommen werden.

Was kann die Deutsche Herzstiftung für Sie tun?

Die Deutsche Herzstiftung hilft Ihnen, gesund zu bleiben – oder, wenn Sie krank sind, mit Ihrer Krankheit besser fertig zu werden:

Sprechstunde

Die Deutsche Herzstiftung bietet ihren Mitgliedern die telefonische Sprechstunde *Patienten fragen – Ärzte antworten* mit Herzspezialisten und Herzchirurgen einmal im Monat an. Außerdem können sich die Mitglieder jederzeit schriftlich an die Zeitschrift der Deutschen Herzstiftung wenden oder die Fragen online stellen.

Zeitschrift

Die Deutsche Herzstiftung gibt für ihre Mitglieder viermal im Jahr die Zeitschrift HERZ HEUTE heraus, in der erfahrene Herzexperten über neue Entwicklungen auf allen Gebieten der Herzmedizin informieren: über koronare Herzkrankheit und Herzinfarkt, über Bypass- und Klappenoperationen, über Rhythmusstörungen und Schrittmacher, über neue Behandlungsmethoden, Medikamente und ihre Nebenwirkungen, über Ernährung und Cholesterin, auch über alternative Medizin. Zusätzlich berichten Patienten über ihre Erfahrungen.

Informationsdienst

Besonders wichtige Themen haben wir als Sonderdrucke zusammengefasst: Herzuntersuchungen, Herzinfarkt, Ballondilatation, Herzklappe, Stress usw. Darüber hinaus informieren wir über Warnsignale vor Herzinfarkt und Schlaganfall, geben Reisetipps für Herzkranke, berichten über Endokarditis-Prophylaxe, Selbstkontrolle des Gerinnungswertes u.a. Jedem Mitglied steht der Notfallausweis für Herzpatienten zur Verfügung. Das Informationsmaterial kann ebenfalls online bestellt werden: www.herzstiftung.de

Herz-Seminare und Vorträge

Warum muss ich welche Medikamente regelmäßig einnehmen? Was geschieht bei einer Bypassoperation? Was ist Herzschutzkost? Wie ist sie im Alltag zu erreichen? Wie stark soll ich mich körperlich belasten? Antworten auf diese und andere Fragen geben Ihnen nicht nur unsere Informationsschriften, sondern auch Herzspezialisten in unseren Herz-Seminaren und Vortragsveranstaltungen.

Herzwochen

Die Deutsche Herzstiftung führt jedes Jahr im November eine bundesweite Aufklärungsaktion durch: die *Herzwochen* z.B. zur Früherkennung des Herzinfarkts, zu Herzrhythmusstörungen, zur Herzschwäche, zum Bluthochdruck u.a.

Gesprächs- und Selbsthilfegruppen

Unter dem Dach der Deutschen Herzstiftung haben sich Gruppen für Herzpatienten gegründet, die sich verschiedenen Herzerkrankungen widmen. Eine Liste kann in der Geschäftsstelle angefordert werden.

Kinderherzstiftung

Die Deutsche Herzstiftung engagiert sich mit ihrer *Kinderherzstiftung* für herzkranke Kinder, Jugendliche und Erwachsene mit angeborenem Herzfehler. Sie unterstützt ihre Familien. In der Zeitschrift *herzblatt* informieren ausgewiesene Experten Eltern herzkranker Kinder, Jugendliche und Erwachsene über angeborene Herzfehler. Sie können ein Probeexemplar in der Geschäftsstelle anfordern.
Außerdem bietet die Kinderherzstiftung vielfältige Angebote wie ärztlich betreute Freizeiten für herzkranke Kinder und Jugendliche.

Forschung

Im Kampf gegen die Herz-Kreislauf-Krankheiten ist die Forschung von besonderer Bedeutung. Alle wesentlichen Fortschritte der letzten Jahrzehnte wurden durch wissenschaftliche Forschung erzielt. Die Förderung der Forschung ist ein besonderes Anliegen der Deutschen Herzstiftung und der von ihr gegründeten Deutschen Stiftung für Herzforschung.
Aus den Spenden wird eine Vielzahl von Forschungsvorhaben unterstützt. Die Stärke der Deutschen Herzstiftung ist ihre enge Bindung zur Wissenschaft: Sie ist nicht nur mit der Deutschen Gesellschaft für Kardiologie – Herz- und Kreislaufforschung eng verbunden, sie ist auch die offizielle Vertretung Deutschlands in der internationalen Gemeinschaft der Herzstiftungen. Ihrem Wissenschaftlichen Beirat gehören fast alle führenden Kliniker und Wissenschaftler an, die auf dem Gebiet der Herz-Kreislauf-Erkrankungen arbeiten.

Wir setzen uns für Ihre Gesundheit und Ihr Leben ein

Die Deutsche Herzstiftung kämpft für eine bessere Versorgung der Herzpatienten. Sie setzt sich energisch gegen Einschränkungen in der Medikamentenversorgung ein, gegen die Wartelisten bei Kardiologen und anderen Fachärzten, gegen den Pflegenotstand, gegen den krankmachenden Fluglärm, für ein umfassendes Werbeverbot für Zigaretten und für die Lebensmittelkennzeichnung. Sie vertritt die Interessen der Patienten gegenüber Krankenkassen und dem Gesetzgeber – was heute von besonderer Wichtigkeit ist.

Mehr als 94 000 Mitglieder

Die Deutsche Herzstiftung wurde 1979 von bedeutenden Medizinern gegründet. Sie ist ein gemeinnütziger Verein, der unabhängig von wirtschaftlichen Interessen arbeitet. Die Herzstiftung finanziert sich ausschließlich aus Mitgliedsbeiträgen, Spenden und Erbschaften. Schirmherrin der Herzstiftung ist Barbara Genscher.
Immer mehr Herzpatienten und Gesunde werden Mitglied in der Deutschen Herzstiftung, weil sie ihnen hilft, gesund zu bleiben oder, wenn sie krank sind, mit ihrer Krankheit besser fertig zu werden. Zurzeit hat die Deutsche Herzstiftung mehr als 94 000 Mitglieder. Und jeden Tag kommen neue dazu.

Unseren **E-Mail-Newsletter** können Sie kostenlos auf unserer Website bestellen: www.herzstiftung.de

Sie finden die Herzstiftung auch bei den sozialen Netzwerken **Facebook** und **google+**. Dort informieren wir regelmäßig über unsere aktuellen Themen. Den Link zu unserer Seite finden Sie über die Suchfunktion der jeweiligen Website. Sie können aber auch folgende Adressen in Ihre Browserzeile eingeben:
www.facebook.com/deutsche.herzstiftung
plus.google.com/105743317316613040698

Herz unter Stress

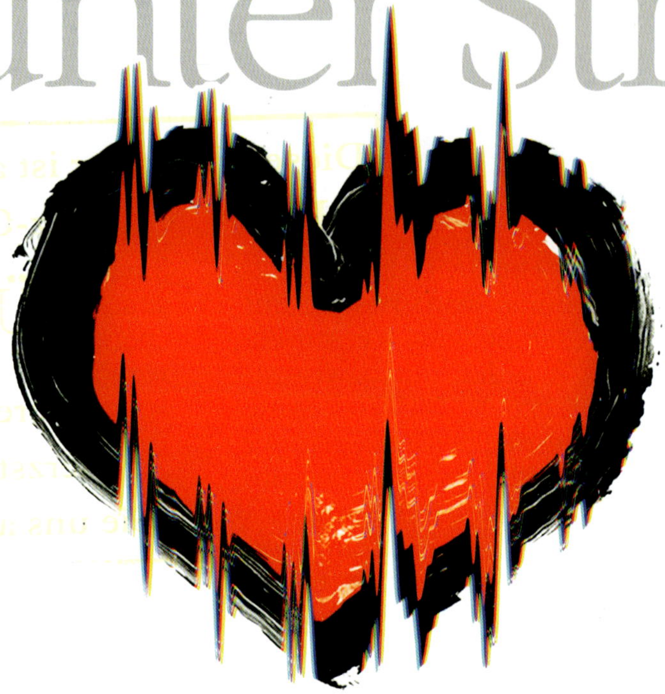

Achten Sie auf Ihre Risikofaktoren!

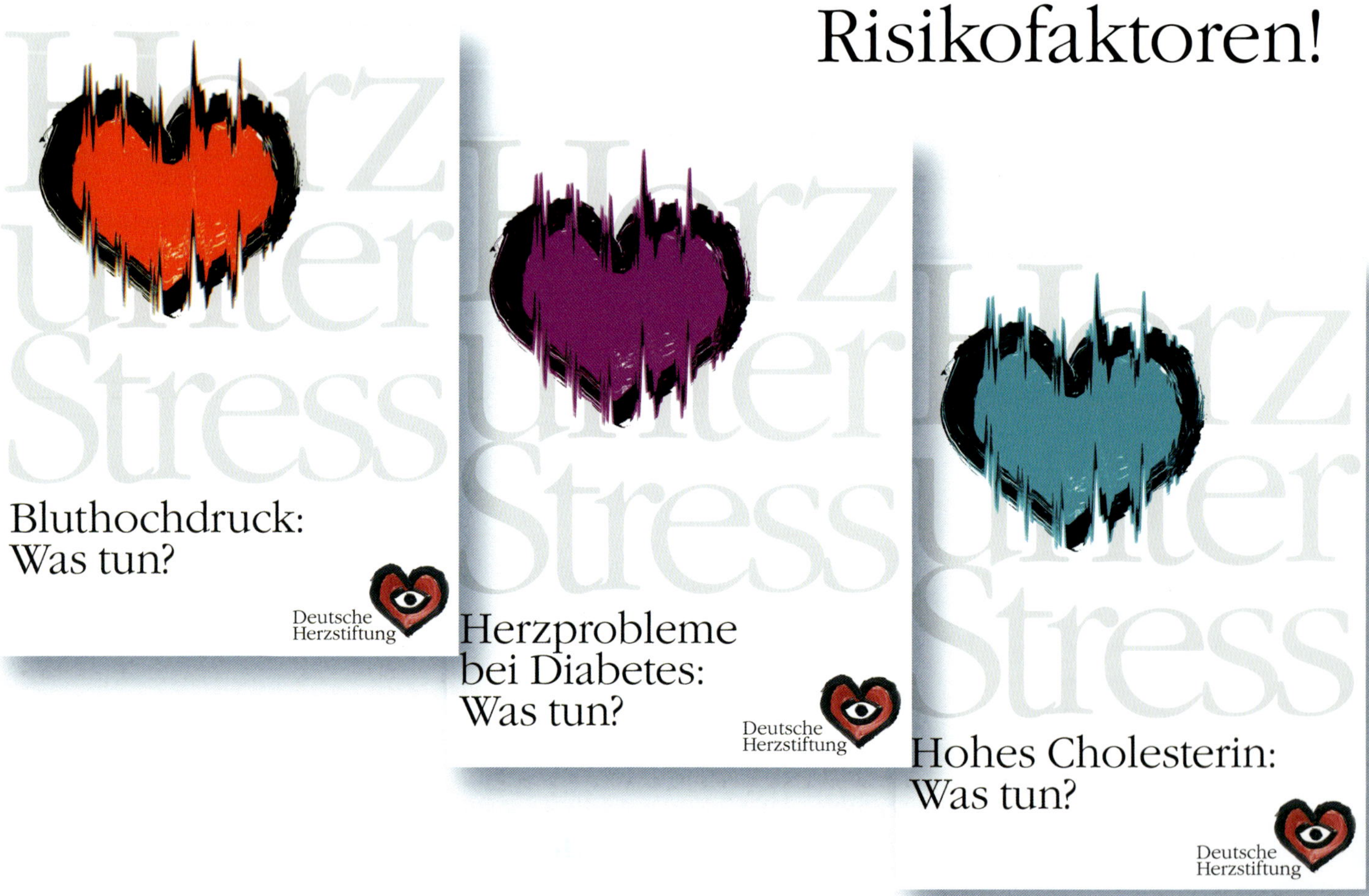

Diese Informationsbroschüren können Sie kostenlos bei der Deutschen Herzstiftung anfordern.